这样吃
养身防大病

王淼　主编

天津出版传媒集团

天津科学技术出版社

图书在版编目（CIP）数据

这样吃 养身防大病 / 王淼主编 . —天津：
天津科学技术出版社，2015.5（2024.1重印）

 ISBN 978-7-5308-9535-1

Ⅰ.①这… Ⅱ.①王… Ⅲ.①食物养生—基本知识
②食物疗法—基本知识 Ⅳ.① R247.1

中国版本图书馆 CIP 数据核字（2015）第 010658 号

这样吃 养身防大病
ZHEYANGCHI　YANGSHEN FANGDABING

责任编辑：梁　旭
责任印制：王品乾

出　　版　天津出版传媒集团
　　　　　天津科学技术出版社
地　　址　天津市和平区西康路35号
邮　　编　300051
电　　话　（022）23332369（编辑室）
网　　址　www.tjkjcbs.com.cn
发　　行　新华书店经销
印　　刷　三河市天润建兴印务有限公司

开本 710×1000　1/16　印张 13　字数 160 000
2024 年 1 月第 1 版第 2 次印刷
定价：49.80 元

　　如今，到医院看病的费用越来越高。进医院的大门，首先要交付的就是挂号费，之后是检查费、医药费或是手术费等。这一项项费用加在一起，哪怕患的是感冒发烧这样的小病，花费都会不少。

　　在这种情况下，很多人提出了疑问，有没有"花小钱，治大病"的方法？当然有。很多传统治病方法不但能治本，而且花费低，甚至不用花费一分钱。

　　这些简单的小方表面看起来微不足道，就是我们平时吃过的普通菜肴，甚至很多人认为它们"不可信"，实际上，许多小偏方都已经有上千年历史，经受了无数人的验证。

　　在过去，人们的医药知识并不像现在这样丰富，所以只能把周围的蔬菜、野草当成药，用来医治疾病。中医的发展已经有几千年历史，很多药方都已经过无数人亲身试验，安全可靠。如今，随着医药学的快速发展，人们见识到了西医、西药治病的速度，岂不知西药治标难治本；现代人忽视了蔬菜、野草的功效，生病了就立刻去医院，一次两次效果比较显著，可是三番五次过后，身体变得越来越虚弱，三天一小病，五天一大病，到年底一结算，一年衣食的花销甚至还没有医药的花销大。

其实很多小方既简单又有效，比如，风寒感冒时，用葱、生姜就能祛寒，促进血液循环；小儿痰湿型肥胖，经常吃苦瓜炒鸡蛋，有助于祛除体内的痰湿，进而减肥；女性怀孕期间感冒不能用药，如果是风寒感冒，可以用大蒜、葱、姜等，如果是肺热感冒药，可以用黄芪……

本书介绍了很多类似的食疗方，并且根据男女老幼、内科外科的不同对各种食疗方进行了分类，同时配有其原理，让读者在了解食疗方本身做法的同时认清此方究竟是否适合自己。

目录 CONTENT

第一章
儿童疾病便宜方，"小人儿"花小钱奏"大效"

第三章

男性疾病便宜方，强身健体不一定非要大手笔

第四章

老年疾病便宜方，轻松帮助老人解除晚年病痛

第五章

五官疾病便宜方，花小钱看出面容上的大变化

第六章

外科疾病便宜方，小花费大疗效，痛痒均莫愁

第七章

内科疾病便宜方，花小钱也能调治好你的身体

第八章

皮肤科疾病便宜方，小花费，还你健康肌肤

第九章

神经科疾病便宜方，还你一个好的精神状态

第一章

儿童疾病便宜方，
『小人儿』花小钱奏『大效』

小儿肥胖，就吃苦瓜炒鸡蛋

症状：小儿肥胖

便宜方：苦瓜炒鸡蛋：取苦瓜 1 根，鸡蛋 3 个，精盐、胡椒各适量。先将苦瓜清洗干净，去掉籽后切成细长的条状；鸡蛋打入碗中，之后放到锅中炒至七分熟；将锅置于火上，倒入适量植物油，放入苦瓜翻炒至熟，倒入鸡蛋一同翻炒，最后调入少许精盐、胡椒即可。

现代人的生活水平越来越高，而"小胖墩儿"的出现频率也随之上升。很多家长认为肥胖说明孩子的营养到位了，是一种健康的表现。其实不然，儿童肥胖不仅会影响到儿童的外在形象，还会直接影响孩子的健康和智力，增加孩子成年后患高血压、冠心病、糖尿病等症的危险。所以，小儿肥胖一定要及早预防、及早治疗。

导致小儿肥胖的原因主要有两方面：先天和后天。如果孩子先天为湿性体质，容易肥胖；后天食物摄入太过单一，饮食结构不合理，或饮食量大，进食时间不合理等，均会导致小儿肥胖。

想要预防小儿肥胖，应当从养成孩子良好的饮食习惯着手，让孩子定时定量吃食物。如果孩子已经有肥胖迹象，可以根据孩子的体质为孩子烹饪有针对性的膳食，辅助孩子降体重。

有一年过年回老家探亲，刚好姑姑也带着 6 岁的孙子小童回老家，第一眼看到小童时我有些惊讶，因为他简直就可以称得上是个"小胖墩"，两个小脸蛋胖嘟嘟，还挺着个小肚腩。其他亲戚家的小朋友都凑成一堆玩耍。小童却靠在沙发上看电视，看起来无精打采的，也不跟别人说话。听姑姑说，别看这孩子很胖，其实吃不了多少饭。

客人们陆陆续续走了，只有姑姑和小童留住在家中，晚上吃过饭后，我给小童把了把脉，断定这孩子并不是真的肥胖，他的胖其实就是我们平时所说的"虚胖"，他的肥胖主要为体内痰湿内盛所致。体内痰湿之邪存于皮下，就引发了肥胖。导致体内痰湿内盛的重要原因就是脾虚。

脾主管将人吃下去的水、食物吸收，同时运化为津液类物质，若脾气虚弱，吃下去的食物无法得到运化，就会转化成脂肪，诱发肥胖。而且，痰湿之邪会使人出现头脑混沌、精神不振、疲倦等。

姑姑说一开始是打算为孩子减肥，可这孩子吃的又不多，减少食量担心会影响到孩子的正常成长。锻炼身体也不是很现实，每次想带着他出去跑步他就会又吵又闹不愿意，父母因为这件事没少责骂孩子，但都无济于事。

我告诉姑姑，小童出现的肥胖单靠控制饮食、运动是不行的，应当从除痰湿入手。我告诉姑姑一道菜—苦瓜炒鸡蛋，这道菜肴有非常不错的健脾气、清心火之功，可以辅助治疗小童出现的肥胖。

具体烹调方法：取苦瓜1根，鸡蛋3个，精盐、胡椒各适量。先将苦瓜清洗干净，去掉籽后切成细长的条状；鸡蛋打入碗中，之后放到锅中炒至七分熟；将锅置于火上，倒入适量植物油，放入苦瓜翻炒至熟，倒入鸡蛋一同翻炒，最后调入少许精盐、胡椒即可。每个星期吃上一两次，佐餐温食，每5次为1疗程。

小儿发烧，病因不同，小方不同

症状：小儿发烧

便宜方：

1. 风寒发烧—番茄牛肉摊：取适量牛肉，处理干净后切成小丁；将锅置于火上，倒入适量清水，放入牛肉，开火烧沸，牛肉软烂时捞出；洋葱清洗干净后切成丝状；胡萝卜清洗干净后切成棱形；西红柿清洗干净后切成块状；大葱清洗干净后切碎；大蒜清洗干净后拍碎；将锅置于火上，倒入适量植物油，放入葱花爆香，再放入番茄翻炒至软烂，下牛肉块、蒜瓣，倒入适量清水，炖半小时左右；放入洋葱、胡萝卜，继续炖 10 分钟，调入适量盐、味精即可。

2. 风热感冒发烧—胡萝卜炒丝瓜：取木耳 10 克，胡萝卜 120 克，丝瓜 200 克，冬菜、盐各适量。将黑木耳泡发后清洗干净；胡萝卜清洗干净后切成片状；丝瓜清洗干净后去皮，切成块状；胡萝卜、木耳先放到沸水中焯一下，捞出，沥干水分；将锅置于火上，油热后，下冬菜爆香，放入丝瓜翻炒至变软，加入胡萝卜、木耳翻炒，调入适量盐即可。

3. 流感发烧—金银花薄荷饮：金银花、薄荷一同煮水。

4. 内伤乳食发烧—山楂茶：取几片山楂放到干净的杯子中，倒入适量沸水，代替茶来饮用。

5. 阴虚发烧—生地粥：取生地 30 克，南沙参和麦冬各 15 克，鸡蛋 1 个，粳米 100 克，精盐少许。将生地、沙参、麦冬、芦根、粳米分别清洗干净后放到锅中，加适量清水，开大火煮沸，之后转成小火继续煮半小时左右，倒入蛋液，搅成蛋黄，调入少许精盐，继续煮 5 分钟，关火即可。每天吃 1 ～ 2 次，当成主食食用，温热食用，3 ～ 5 天为 1 疗程。

6. 肺胃实热—猪肉炒三瓜片：取猪肉 150 克，丝瓜 100 克，黄瓜、苦瓜各 60 克。将猪肉清洗干净后切成丝状，丝瓜、黄瓜清洗干净后去籽，对半切开，切成斜片；将锅置于火上，倒入适量植物油，油热后，放入猪肉丝炒熟；另取一炒锅，倒入适量植物油，油温上升后，放入三瓜片，炒至八分熟，加猪肉丝一同翻炒，调入适量盐、味精，翻炒均匀即可。

发烧是儿童常见病之一，从中医的角度上说，孩子属稚阴稚阳之体，身体的发育尚未完全，体内气血仍然处在充实阶段，容易受到外界伤害。而发烧会使小儿身体承受更大的伤害。所以，小儿发烧后，家长要及时找出发烧的原因，同时积极地为孩子退热。

孩子发烧的原因有很多种，依据发病原因的不同将发烧分成风寒感冒发烧、风热感冒发烧、流感发烧、内伤乳食发烧、阴虚发烧、肺胃实热六种，应当先分析发烧的原因，之后有针对性地退烧。

一、风寒发烧

导致风寒发烧的主要原因是天气寒冷时没有做好保暖工作，或是在空调房内受凉，使得寒气侵袭体内。主要症状为：怕冷、发烧不高、头痛、浑身酸痛、鼻塞、流清涕、没汗等。风寒感冒导致的发烧如果不进行正确的治疗，常常会导致部分寒邪留在体内。

对于此类患儿，我常常会嘱咐其家长为其烹调番茄牛肉汤，此汤之中会添加番茄、胡萝卜、牛肉等红色食物，均有一定的温补功效，能够帮助孩子祛除体内残留的寒邪。

　　具体烹调方法：取适量牛肉，处理干净后切成小丁；将锅置于火上，倒入适量清水，放入牛肉，开火烧沸，牛肉软烂时捞出；洋葱清洗干净后切成丝状；胡萝卜清洗干净后切成棱形；西红柿清洗干净后切成块状；大葱清洗干净后切碎；大蒜清洗干净后拍碎；将锅置于火上，倒入适量植物油，放入葱花爆香，再放入番茄翻炒至软烂，下牛肉块、蒜瓣，倒入适量清水，炖半小时左右；放入洋葱、胡萝卜，继续炖 10 分钟，调入适量盐、味精即可。

二、风热感冒发烧

　　导致风热感冒发烧的原因多为自然界暑湿之气入侵孩子体内，主要表现为：发烧较重、汗多、鼻塞、流浊涕、咽喉红、舌尖红。此类型发热通常出现在春夏季节。感染风热感冒后，身体中常会遗留热邪作祟。

　　对于此类患儿，我常常会嘱咐其父母为其烹调一道胡萝卜炒丝瓜。因为胡萝卜、丝瓜有行气、清热之功，能够祛除体内残留热邪，保持肌腠、二便通常。

　　具体烹调方法：取木耳 10 克，胡萝卜 120 克，丝瓜 200 克，冬菜、盐各适量。将黑木耳泡发后清洗干净；胡萝卜清洗干净后切成片状；丝瓜清洗干净后去皮，切成块状；胡萝卜、木耳先放到沸水中焯一下，捞出，沥干水分；将锅置于火上，油热后，下冬菜爆香，放入丝瓜翻炒至变软，加入胡萝卜、木耳翻炒，调入适量盐即可。

三、流感发烧

　　流感发烧通常为传染性细菌引发，主要症状包括：突然发高烧，头痛、浑身肌肉痛、咳嗽、疲倦，甚至呕吐、拉肚子等。年纪稍小的孩子不知道如何表达身体的不适，常常会又哭又闹，即使不哭闹，也会显得没精打采的。流感发热容易出现在秋冬季节或春夏季节交替之时。因为季节变换时，肌肤腠理之开闭、调节能力相对较差。

对于此类型患儿，我通常会嘱咐其家长用金银花、薄荷一同煮水让孩子喝下。不过有一点要强调，脾胃虚寒、气虚疮疡脓清的孩子不宜饮用，以免加重病情。

四、内伤乳食发烧

孩子脾胃娇嫩，内伤乳食发热多为孩子胡乱吃东西不消化，食物堆积于胃所致。主要症状为：孩子不愿意吃东西，又哭又闹，发烧，但不是很高。将鼻子凑到孩子的嘴边，会闻到酸腐味道，食物堆积于体内不被吸收，会释放毒素，对身体产生不良影响。因此，父母应当让孩子养成良好的饮食习惯，千万不可让孩子暴饮暴食。

对于此类患儿，我通常会嘱咐家长为孩子泡上一杯山楂茶，有健胃消食之功。

具体做法：取几片山楂放到干净的杯子中，倒入适量沸水，代替茶来饮用。

五、阴虚发烧

阴虚发热容易出现在午后，主要症状为：手脚发热，夜间睡觉出汗，食欲下降，舌头发红，舌苔少。一般来说，身材瘦小的孩子容易出现阴虚发烧。

对于此类患儿，我通常会嘱咐其父母为其烹调一道生地粥，可以辅助治疗阴虚发热。生地粥中的生地黄有清热凉血之功，为治疗阴虚发热的佳品。

具体烹调方法：取生地 30 克，南沙参和麦冬各 15 克，鸡蛋 1 个，粳米 100 克，精盐少许。将生地、沙参、麦冬、芦根、粳米分别清洗干净后放到锅中，加适量清水，开大火煮沸，之后转成小火继续煮半小时左右，倒入蛋液，搅成蛋黄，调入少许精盐，继续煮 5 分钟，关火即可。每天吃 1 ~ 2 次，当成主食食用，温热食用，3 ~ 5 天为 1 疗程。

六、肺胃实热

肺胃实热也会导致发烧，肺胃实热的外在表现为：体温较高，面色泛红、口渴、出汗较多、呼吸急促、不思饮食、烦躁哭闹、便秘等。治疗此类发热要从清肺热、胃热着手，比如，吃些有清湿热、肺热、健脾胃之功的食物，如苦瓜、丝瓜、黄瓜等。

对于此类患儿，我经常会嘱咐其父母为其烹一道猪肉炒三瓜片，可以辅助治疗肺胃实热，不但有除烦去燥之功，还可滋阴生津，非常适合肺胃湿热等症。从中医的角度上说，猪肉能治疗热病伤津、消渴瘦弱、燥咳、便秘等症；丝瓜有生津止渴、解暑除烦之功，可治疗热病口渴、身热烦躁。黄瓜、苦瓜有清热解毒之功。将几种食材搭配，健脾胃、清肺热之功更甚。

具体烹调方法：取猪肉 150 克，丝瓜 100 克，黄瓜、苦瓜各 60 克。将猪肉清洗干净后切成丝状，丝瓜、黄瓜清洗干净后去籽，对半切开，切成斜片；将锅置于火上，倒入适量植物油，油热后，放入猪肉丝炒熟；另取一炒锅，倒入适量植物油，油温上升后，放入三瓜片，炒至八分熟，加猪肉丝一同翻炒，调入适量盐、味精，翻炒均匀即可。每个星期吃两三次，5 ~ 7 次为一疗程。

小儿百日咳，冲服大蒜白糖

症状：百日咳

便宜方：大蒜白糖：取大蒜头一颗，去皮后捣烂，调入15克白糖，半小时后用开水冲服。

百日咳是百日咳杆菌引发的急性呼吸道传染病，其病程长达2～3个月，因而得名百日咳。百日咳俗名"鸡咳"，新生儿、婴儿患上此病，易发生窒息，甚至会危及生命安全。

百日咳的致病因素包括：传染源，患者为此病的唯一传染源，从潜伏期末到病后6个星期都有传染性，发病第一个星期传染性最强；传播途径，主要通过飞沫进行传播；易感者，普遍易感，不过幼儿的发病率最高，母体没有足够保护性抗体传给胎儿，因此，6个月以下的婴幼儿发病率较高，病后能获得持久免疫力，几乎不会再发作此病。

百日咳的潜伏期为2～20天，通常为7～10天，其病程可以分成3期：

第1期—黏膜期：从起病到痉咳出现，7～10天，最开始会出现类似上呼吸道感染症状，包括低热、咳嗽、流涕、喷嚏等，三四天之后，其他症状虽然好转，不过咳嗽会加重，此时期传染性最强，治疗效果最佳。

第2期—阵发期：咳嗽从单声咳嗽变成阵咳，连续咳嗽十几声到数十声的短促咳嗽，之后是一次深长的吸气，因声门仍然处在收缩状态，因此发出鸡鸣一样的声音，而后是一串阵咳，反复至咳出黏稠痰液或吐出胃内容物即可。每次阵咳都会持续几分钟，每天咳十数次至数十次，并且夜间比白天严重。此时期短则持续 1 ~ 2 个星期，长则持续 2 个月。

第 3 期—恢复期：阵发性痉咳逐渐减少至停止，鸡鸣样吼声消失，这个时期一般会持续 2 ~ 3 个星期，不过如果伴随着并发症会持续几个月的时间。

对于百日咳的治疗，可以采取大蒜白糖的方法，具体做法：取大蒜头适量，去皮后捣烂，调入 15 克白糖，半小时后用开水冲服。连服 2 天就能治。

大蒜中含有硫化丙烯，这是一种辣素，能够杀灭病原菌、寄生虫等，还能治疗感冒等呼吸系统感染病症，有保护肝脏、心血管、防癌之功。大蒜中所含的硫化合物有非常好的抗菌消炎之功，能够抑制、杀灭各种球菌、杆菌、真菌、病毒等，为已知的天然植物里面抗菌的佳品。

小儿痰稠咯不出，就吃雪梨膏

症状：小儿痰稠咯不出

便宜方：雪梨膏：取 1 个 250 毫升的杯子；取 1 个雪梨，清洗干净后榨 1 杯雪梨汁；取适量生姜榨 1/4 杯姜汁；将雪梨汁、生姜汁混合在一起，调入 1/2 杯的蜂蜜，放入 50 克研好的薄荷末，一同搅拌均匀，放到锅中，加 4 杯水，开小火煮 1 个小时左右即可。

孩子是易感人群，很容易患上感冒，而感冒最常见的症状就是咳嗽。

多数孩子不会咳嗽，更不会咯痰，因为痰液黏稠，阻塞在气管中，因此，孩子咳嗽的时候通常会把小脸憋得通红，咳嗽的太剧烈甚至会出现呕吐，很多家长看到孩子咳嗽的厉害时心里着实难受。

对于此类儿童，我常常会为他们的家长推荐雪梨汤，不过此方仅仅适用于轻症的风热感冒导致的咳嗽，对于病入里而引发的痰黏稠效果不怎么明显，此时可以给孩子熬些雪梨膏吃。

具体做法：取 1 个 250 毫升的杯子；取 1 个雪梨，清洗干净后榨 1 杯雪梨汁；取适量生姜榨 1/4 杯姜汁；将雪梨汁、生姜汁混合在一起，调入 1/2 杯的蜂蜜，放入 50 克研好的薄荷末，一同搅拌均匀，放到锅中，加 4 杯水，开小火煮 1 个小时左右即可。

此药膳之中，雪梨性凉，有润肺生津之功，能够稀释痰液；生姜性温，有调理脾胃之功，能够将痰液化开；薄荷有清热解毒、除痰开窍之功，能够彻底清除痰液。

喝雪梨膏没有特定的时间、用量限制，只要孩子想喝、愿意喝，家长就可以让孩子喝，一天喝上个五六次也是没有关系的，并且，雪梨膏适合每个咳痰、痰液黏稠的孩子。

很多祛痰中药汤剂、中成药药味重，孩子服用此类药的时候又哭又闹，有时候，即使咽下去了还会吐出来，家长看了难免会心疼，吐出的药也没了功效。

很多祛痰西药虽然味道容易被孩子接受，不过多是治标不治本的药物，可能这几天喝药症状得到了缓解，过几天停药症状又复发了，反反复复。

自制的雪梨膏可以在润肺的基础上祛痰，而且药性柔和。我们的肺为娇脏，而孩子的肺就更稚嫩了，药性太大势必会伤及肺脏。雪梨膏味甜，稍微有些凉，非常受孩子们的欢迎。

对于此类患儿，家长们还要注意保持周围环境湿润，必要时可配备加湿器，让室内的相对湿度保持在 40% ~ 60%，对于婴幼儿来说，室内温度不宜太高。

那如何控制 40% ~ 60% 这个度呢？很简单，室内空气干燥，鼻子会发干，之后会觉得口干咽燥，如果湿度在这个范围内，鼻子会觉得很舒服。

冬季时，孩子容易因着凉而咳嗽，而到了夏季，孩子又易因伤热而咳嗽。其实，无论是由寒转热，还是由热转咳黏稠痰，都是孩子病情逐渐加重的必经阶段。若孩子的痰黏稠没能得到及时治疗，黏痰会阻塞肺，久而久之就发展成喘，喘会伤肺，难以根治，此时，外感疾病就变成了内伤，所以，家长们一定要重视孩子出现的咳嗽、有痰等，在咳嗽、有痰早期给孩子做上一道雪梨膏。

小儿蛲虫病，就用苦楝子

症状：小儿蛲虫病

便宜方：苦楝子：取 1 个成熟的苦楝子，清洗干净后放到热水里面泡软，塞到肛门内，每天晚上睡觉以前换一个，连续用 5 天就可以了。

小儿蛲虫病主要是由于患者感染蛲虫所致，虽常见的传播途径为"粪—口—手"，孩子接触过带蛲虫卵的玩具、食物、衣服后，会从口鼻吸入空气里面飞扬的蛲虫卵，之后吞入消化道，进而感染蛲虫病。雌性蛲虫喜欢夜间爬行于肛门周围产卵，虫卵受到雌虫刺激，患儿通常会在夜间感到奇痒难当，若孩子伸手抓肛门，手指上会沾些蛲虫卵，小儿有吮吸手指的习惯，没洗净手吃东西会再度受感染。

记得有一次，一位老爷爷带着孙子来到诊所，老爷爷愁眉不展，小孩子干瘦矮小。仔细询问才得知，原来小孩儿最近晚上常常不肯睡觉，烦躁不安，晚上睡觉时常常用手挠肛门，小嘴一嘟，吵着说痒。而且，饭也吃不好，有时候有些恶心、呕吐。

我让老爷爷别着急，我给孩子做了些基本检查，结果发现，孩子的肛门周围已经被抓烂，而且在他的肛门处发现了些像白色线头一样的小虫子，由此可以断定，孩子患的是小儿蛲虫病。

我告诉老人一个治疗此症的方法：苦楝子。具体做法：取 1 个成熟的苦楝子，清洗干净后放到热水里面泡软，塞到肛门内，每天晚上睡觉以前换 1 个，连续用 5 天就可以了。

苦楝子是个老方子，不管男女老少，都能用它来治疗蛲虫病，无副作用和痛苦，非常适合儿童患者。苦楝子的树皮、果实都能入药，并且历史悠久，有杀虫、杀菌之功，味苦、性寒、有毒，是杀虫燥湿的佳品，入脾胃经，可以治疗蛔虫、驱蛲虫。

小孩子患此病，会变得焦虑不安，用苦楝子塞肛门，在病变位置直接用药效果非常不错。现代医学研究发现，用苦楝子治蛲虫效果最佳，因为苦楝子之中含多种杀虫活性物质，其成分里面的川楝素对某些虫类有诱杀作用。

采用肛门塞苦楝子的方法治疗蛲虫病要注意塞后卧床休息，等到第二天就能排出苦楝子。与患者同床的人应当一同治疗，每天用热水煮洗内裤。家长应当教育孩子要讲卫生，经常让孩子洗手，避免咬手指，这样，蛲虫病的患病概率就会大大降低。

小儿疳积，豆茸酿鸭梨疗效好

症状：小儿疳积

便宜方：豆茸酿鸭梨：取鸭梨 1 个，去皮后从中间切成两半，挖掉梨心，削掉皮，口朝上放到盘子内，红豆沙分装到半个鸭梨中；取几个枇杷，切口，在其周围插 5 个松子仁；将那个装好红豆沙的鸭梨整齐地摆在盘子内，放到笼屉上蒸 5 分钟左右，取出，锅中放适量清水，调入白糖、糖渍桂花，用湿淀粉勾芡，浇到枇杷上即可。

小儿疳积是儿童常见病，容易出现在 1 ~ 5 岁的孩子身上，主要是喂养不当或某些疾病损伤脾胃所致。要知道，孩子的脾胃尚稚嫩，并非吃得越多越好，如果喂食过早，或是让孩子吃太多肥腻、生冷食物，就会伤及孩子的脾胃之气，耗损气血津液，产生病理上的脾气虚损，诱发疳积。

小儿疳积的主要症状为：小儿瘦弱、烦躁爱哭、睡眠不安、食欲下降、呕吐、有时腹痛、小便短黄、大便酸臭等。

父母应当控制孩子的饮食，让孩子养成不贪食、不吃零食的习惯。不要过早地给婴儿添加辅食，一般来说，婴儿 4 个月以后才开始添加辅食，并且要遵循先素后荤、先稀后干的原则。如果孩子已经出现疳积症状，家长应当及时带着孩子去看医生，饮食上让孩子多吃些助消化、健脾胃食物，如山楂、山药等。

记得有一年，一位年轻的妈妈带着孩子到诊所看病，经过一番诊断，我发现那个孩子患的是疳积，主要为长期消化不良所致。孩子看起来干瘦干瘦的。由于长期的营养供应不到位，孩子的双足足背已经轻微水肿，身体柔弱，皮肤干燥。当时孩子患了感冒，他的妈妈是带他来看感冒病症的，孩子的声音已经有些发哑。给孩子开了些感冒药，我对那位妈妈说孩子已经患上疳积，那位妈妈吓了一跳，赶忙问我用什么方法才能治愈。

孩子年纪还小，估计汤药类的难以下咽，于是我给孩子的妈妈推荐了一款点心—豆茸酿鸭梨，让她回去之后做给孩子吃，能够辅助治疗孩子的胃疳积症状。

具体烹调方法：取鸭梨 1 个，去皮后从中间切成两半，挖掉梨心，削掉皮，口朝上放到盘子内，红豆沙分装到半个鸭梨中；取几个枇杷，切口，在其周围插 5 个松子仁；就把那个装好红豆沙的鸭梨整齐地摆在盘子内，放到笼屉上蒸 5 分钟左右，祛除，锅中放适量清水，调入白糖、糖渍桂花，用湿淀粉勾芡，浇到枇杷上即可。饭前食用。

此药膳之中的冰糖有养阴生津、润肺止咳之功，与鸭梨搭配，能够治疗肺燥咳嗽、干咳无痰等症；桂花有润肺、生津、止咳之功；红豆有健脾养胃、利水除湿、清热解毒之功。因此，豆茸酿鸭梨可治疗小儿消化不良、皮肤干燥、肺热干咳、咽喉干痛、双足背水肿等症。此药膳味美，微甜，爽口而不腻、易消化，孩子喜欢吃，疗效好，为治疗小儿疳积的佳肴。

那位妈妈回去之后，每天让孩子吃上一些豆茸酿鸭梨，一段时间之后，妈妈带着孩子前来复诊，孩子明显比上次胖了些，皮肤也润泽多了。我嘱咐孩子母亲，等到孩子的体质恢复到常态后，督促孩子参加些锻炼，因为适当的运动能够提升孩子的脾胃功能和自身免疫力，对孩子的生长发育、健康来说都大有帮助。

小儿便秘，找吃西瓜汁、红薯饼来帮忙

症状：小儿便秘

便宜方：

1. 实秘—西瓜汁：取适量西瓜汁，调和少许蜂蜜，每天早晚各饮一杯。

2. 虚秘—红薯饼：取 250 克红薯，切成片状放到干净的容器中，隔水蒸熟，取出，捣成泥，和 50 克糯米粉、适量白糖、清水揉匀，将面粉分成若干小块，之后捏成小饼状，放到油锅中炸成红薯饼，外面沾些芝麻即可。

小儿便秘指大便干燥、坚硬、不通，排便时间间隔在 2 天以上，或有便意却排不出。导致孩子出现便秘的原因通常为饮食不当，引发胃肠燥热，或是大病后体质虚弱，影响大肠传导所致。

想治愈孩子出现的便秘，应当先分清孩子出现的是实秘还是虚秘，实秘的主要症状为：大便干结，排便困难，即便勉强排便也排的较少。而且还伴随着口臭、烦躁、面红、身体发热、腹部胀痛、胃口差、口唇干燥、小便少而色黄等症。

虚秘的主要症状为：大便秘结或不干燥，常有便意却难排出，而且伴随着排便时间长、面色差、精神疲倦、浑身无力、舌色淡等症。

对于实秘的患儿，治疗时应当以清热祛火为主，适当吃些有清热祛火之功的食物、药物等，如蜂蜜甘蔗饮，每天早晚喝上一杯，因为甘蔗有滋补清热之功；蜂蜜有清热、补中、润燥之功，所以蜂蜜甘蔗汁能够治疗实热上升型便秘。这里的甘蔗汁可以用西瓜汁代替，效果是相似的。

治疗虚秘时，我经常会给孩子的父母推荐红薯饼。虚秘主要为脾胃虚弱、气血不足等原因所致，而红薯有补脾益气、宽肠通便之功，可治疗脾气虚弱型便秘；糯米味甘性温，有补中益气、养胃津之功，因此，红薯饼可以很好地治疗脾胃虚弱、气血不足而致的便秘。

红薯饼的具体烹调方法：取 250 克红薯，切成片状放到干净的容器中，隔水蒸熟，取出，捣成泥，和 50 克糯米粉、适量白糖、清水揉匀，将面粉分成若干小块，之后捏成小饼状，放到油锅中炸成红薯饼，外面沾些芝麻即可。

小儿腹泻，几款粥即可止泻

症状：小儿腹泻

便宜方：

1.寒湿泻—糯米粥：取糯米 100 克，淘洗干净后放入锅中，加适量清水熬粥，粥熟后，调少许冰糖即可。

2.湿热泻—苋菜粥：取苋菜 100 克，择洗干净后切细；大米 100 克，淘洗干净，放到锅中，加适量清水熬粥，粥将熟时放入苋菜，调入适量盐，继续熬至粥熟即可。

3.伤食泻—焦山楂陈皮粥：将焦山楂、陈皮、大米分别清洗干净后一同放入锅中，加适量清水熬粥即可。

4.脾虚泻—小米菠菜粥：取小米适量，淘洗干净后放入干净的锅中，加适量清水熬粥；取菠菜适量，清洗干净后切细；小米粥将熟时放入菠菜，调入少许盐，搅拌均匀，继续熬一两分钟即可。

小儿腹泻在儿童中的发病概率较高，而且一年四季都有可能发生。临床症状为：大便次数增加、便稀或水样，兼有未消化食物残渣和黏液。

这里面所说的小儿腹泻不包括细菌感染所致的急性传染性腹泻，指的是孩子脾胃发育尚不完全，功能失调引发的腹泻。从中医的角度上说，小儿腹泻通常为受寒、吃错东西所致，而且将腹泻分成寒湿泻、湿热泻、伤食泻、脾虚泻四种。治疗的过程中应当辨证施治。

一、寒湿泻

小儿寒湿泻的主要症状为：大便稀而色淡，有泡沫，有时为淡绿色或夹杂奶块儿，基本无臭味，小便多而色淡，常常能听到大肠发出"咕噜"声，腹痛，用手捂着会感觉好点儿。寒湿泻主要为受凉所致，所以治疗小儿寒湿腹泻的时候，应当适当吃些有温经之功的食物、药物等，如生姜、糯米等。

对于此类患儿，我常常会为其父母推荐糯米粥，能够很好地缓解此类腹泻。

具体烹调方法：取糯米100克，淘洗干净后放入锅中，加适量清水熬粥，粥熟后，调少许冰糖即可。

二、湿热泻

湿热泻的主要症状为：身体发热、口渴、尿色黄、肛门红、大便黄而臭，出现腹痛就会泻，或大便呈蛋花样，有的时候会夹杂黏液。湿热泻主要为人体受湿热侵袭所致，因此治疗的过程中应当以清热祛湿为主。

对于此类患儿，我经常会为其父母推荐苋菜粥。因为苋菜有清热解毒、利水祛湿之功，可以很好地治疗湿热泻。哺乳期的母亲可以直接取 50 克苋菜煮水，这样正在吃奶的孩子也能间接得到治疗。

具体烹调方法：取苋菜 100 克，择洗干净后切细；大米 100 克，淘洗干净，放到锅中，加适量清水熬粥，粥将熟时放入苋菜，调入适量盐，继续熬至粥熟即可。每天 1 剂，连续吃 3 ～ 5 天。

三、伤食泻

伤食泻的主要症状为：不爱吃饭，腹胀，腹泻前苦恼，有时呕吐，凑近孩子的嘴巴能闻到酸臭味儿，清晨起床时最明显。此类患儿的大便糖稀，有酸臭味儿。治疗此类腹泻应当从健胃消食入手，可以让孩子适当吃些健胃消食的食物，如山楂、苹果等。

对于此类患儿，我经常会为其父母推荐焦山楂陈皮粥，能够促进孩子的食欲，帮助孩子止泻。

具体烹调方法：将焦山楂、陈皮、大米分别清洗干净后一同放入锅中，加适量清水熬粥即可。

四、脾虚泻

脾虚泻的主要症状为：孩子不愿意动，常常疲倦，面色发黄，食欲下降，有时会腹泻，或长期腹泻不见好转，大便中常夹杂奶块儿、食物残渣等，有时候吃完食物立刻腹泻，睡觉时流口水，眼睛常常眯着一条缝。

记得有一次，一位孩子在爷爷的带领下来到诊所，孩子今年八岁，已经读小学一年级。爷爷说前几天孩子着凉了，这几天一直不想吃东西，而且出现了腹泻症状，吃点东西就赶紧奔厕所，影响了孩子的正常生活、学习。

我对孩子进行了望闻问切的诊断后，发现孩子出现的腹泻为脾虚有寒所致。孩子的爷爷说，孩子自从读一年级之后，学校每天都会布置一定的作业量，为了不让孩子输在起跑线上，孩子父母还给孩子报了各种补习班，下课之后除了要补习语数外三科，还要学习美术。

我问孩子的爷爷，是不是孩子着凉以前就经常出现腹泻症状，孩子的爷爷点了点头。这就对了。现代的孩子承受巨大的课业压力，长期的压力会使得肝气亢盛，进而克制脾气恢复，终致腹泻反复发作。

我告诉孩子的爷爷，回去之后给孩子熬点菠菜小米粥喝，每天让孩子喝上一两碗，有助于调节孩子的体质，根治孩子出现的腹泻。

具体烹调方法：取小米适量，淘洗干净后放入干净的锅中，加适量清水熬粥；取菠菜适量，清洗干净后切细；小米粥将熟时放入菠菜，调入少许盐，搅拌均匀，继续熬一两分钟即可。

小儿急性腹泻，就吃车前草煲粥

症状：小儿急性腹泻

便宜方：车前草煲粥：取鲜车前草30克（或干品15克），清洗干净后切碎，煮20分钟左右，过滤去渣，放入淘洗干净的大米50克，熬成粥即可。

记得有一天下午，午睡时间还没过，就有个男人抱着个孩子急匆匆跑到诊所，外甥女看到男人的表情紧张，就赶忙把我叫了起来。

原来，孩子不知怎么地腹泻了五六次，有时候稀如水，有时候如同蛋花汤。孩子面色青白，精神萎靡，舌淡苔薄，脉细弱，三四岁的模样。我问孩子的父亲，孩子的尿多不多，他说腹泻很严重，不过尿很少。我让他别着急，孩子暂时没有危险。

我让他给孩子喝了点淡盐水，嘱咐他抱着孩子回家，给孩子熬些车前草粥喝，方法非常简单：取鲜车前草30克（或干品15克），清洗干净后切碎，煮20分钟左右，过滤去渣，放入淘洗干净的大米50克，熬成粥即可。

孩子的爸爸二话没说，抱着孩子回家去了，我给他留了电话，告诉他有什么情况立刻打电话给我。

第二天孩子的爸爸打电话给我，说孩子的腹泻次数已经有所减少，尿量增多，睡得安稳多了。等到第三天时，孩子的爸爸高兴地打电话告诉我，孩子的大便已经成形，大便次数也恢复至正常。

我给他推荐的车前草粥有清热祛湿、利尿之功，非常适合小儿急性腹泻伴随小便少。小儿腹泻是儿科常见病，容易发生在夏秋季节，孩子贪食冷饮、瓜果等，容易伤及脾胃，脾胃受伤容易出现腹泻症状。要知道，腹泻不仅会伤阴，不及时治疗，还可能诱发严重后果。

中医上素有"治湿不利小便，非其治也"的说法，一般情况下，我都会建议腹泻的孩子吃车前草粥，效果都是不错的。

此粥之中的车前草味甘，性寒，归肾经、膀胱经、肝经和肺经，有利水清热、止泻、清肝明目、清肺化痰之功，利小便而实大便，利尿而不伤阴。

车前草熬粥药味简单，容易被孩子接受，特别适合水泻型小儿秋季腹泻。不过提醒大家注意，车前草性寒，内伤劳倦、阳气下陷、肾虚滑精、内无湿热的人要慎服。孩子吃此粥只适合急性腹泻，不宜久食。小儿脾多不足，此方停服后需给孩子吃些补脾益气食物调理。泄泻主要因脾出现问题，小儿脾常不足，因此治疗小儿腹泻，首先要做的就是调理脾胃。导致腹泻的主要原因是湿，所以要服些偏温药，湿邪易伤阳，因而要护阳。

如果孩子腹泻的时间已经持续很久了，不能盲目用药，要及时咨询医师，最好通过食疗的方法帮助孩子改善症状。

小儿多动，多吃山芋桑葚芋头南瓜煲

症状：小儿多动症

便宜方：山芋桑葚芋头南瓜粥：山萸肉 15 克，桑葚 30 克，芋头、南瓜各 50 克。先将山萸肉、桑葚清洗干净；芋头、南瓜去皮后切成小块状；芋头、南瓜放到蒸笼上蒸半小时左右，加山萸肉、桑葚继续蒸 10 分钟，取出，调入适量糖、盐即可。配合午餐或是午餐和晚餐之间吃，每个星期吃两三次，每 10 次为 1 疗程。

医学上称小儿多动症为注意力缺陷多动障碍，为儿童、青少年期间容易出现的心理障碍之一。主要表现为：注意力无法集中，集中时间短、活动过度、情绪不稳、冲动任性，经常会伴随学习困难，但是智力处在正常范围。自控能力差，有些患者会伴随着动作不协调、平衡力差等症。

　　从中医的角度上说，儿童为纯阳之体，体内的阳气充足，阴气却常常缺乏。小儿的身体本就稚嫩，稚阴未长，加上生长迅速，对阴精物质需求很多，容易引发阴虚阳亢变化，这种变化为小儿多动症最重要的诱因。中医将小儿多动症分成肝肾阴虚型小儿多动症、心脾不足型小儿多动症、心肾不交型小儿多动症。本节主要介绍的是肝肾阴虚型小儿多动症。

　　肝肾阴虚型小儿多动症的主要表现为：冲动任性，无法控制自己，烦躁易怒，动作笨拙，注意力无法集中，手足心热，咽喉干燥，舌质红，舌苔少。治疗此类多动症应当以滋补肝肾为主，平时可以让孩子吃些滋补肝肾的食物，如桑葚、山药等。

　　记得有一次，一对父母带着孩子来到诊所，夫妇两人愁眉不展。其实刚一进门时，我就看出了孩子的不对劲儿，普通的孩子走进诊所大都会依偎在父母身旁，就算内心之中没有恐惧，也不会在陌生人家里随意走动。这个孩子却在屋里走来走路，一会儿摸摸这个，一会儿碰碰那个。

　　孩子的父母告诉我，这孩子很可能是多动症，一天到晚没有闲着的时候。我仔细观察了一下孩子，发现他闭着眼睛的时候，眼球在眼皮下乱动，而且手脚心很热，孩子的妈妈说孩子晚上睡觉时常常出虚汗，由此我断定这孩子出现的是肝肾阴虚型多动症。

　　我给孩子开了些药，又给那对夫妇推荐了一道药膳—枸杞麦冬天麻粥，可以辅助治疗这孩子的多动症。

　　具体烹调方法：山萸肉 15 克，桑葚 30 克，芋头、南瓜各 50 克。先将山萸肉、桑葚清洗干净；芋头、南瓜去皮后切成小块状；芋头、南瓜放到蒸笼上蒸半小时左右，加山萸肉、桑葚继续蒸 10 分钟，取出，调入适量糖、盐即可。配合午餐或是午餐和晚餐之间吃，每个星期吃两三次，每 10 次为 1 疗程。此药膳有滋阴补肝肾之功，对治疗肝肾阴虚小儿多动症非常有帮助。

小儿自汗、盗汗，两款粥常吃症可消

症状：小儿自汗、盗汗

便宜方：

1. 气阴两虚型汗证：银耳红枣乌梅粥：取适量粳米，淘洗干净后放入干净的锅中，加适量清水，放进几颗乌梅、大枣和几片泡发的银耳，熬煮至粥熟即可。

2. 表虚不固型汗证：黄芪粳米粥：取黄芪 10 克，粳米 50 克。先把生黄芪放到锅中，加适量清水，开大火烧沸，再转成中火继续煮 15 分钟，过滤去渣，用其汤汁和 50 克粳米同熬成粥即可。

3. 营卫不和型汗证：太子参茯苓粥：取太子参 10 克，茯苓 6 克，一同放到小纱布袋内，和 5 片生姜、50 克淘洗干净的粳米一同熬粥，粥熟时加 1 个鸡蛋黄，调少量盐即可。

孩子阳气旺盛，所以排出的汗液会相对多些，如果孩子在正常运动的情况下出汗是正常的；可如果孩子在安静的状态下仍然自动流汗，活动后出汗量非常大，很可能是因为有自汗症状。

盗汗会发生在孩子睡觉的时候，醒来时出汗即止，不过睡醒汗止后不仅不会觉得凉，还会觉得热。自汗和盗汗常常一同出现。从中医的角度上说，出现盗汗、自汗的常见原因为：表虚不固、营卫不和、气阴两虚，可以根据导致小儿汗证原因的不同，将其分为气阴两虚型汗证、表虚不固型汗证、营卫不和型汗证三种。

一、气阴两虚汗证

外甥小的时候有盗汗的毛病，晚上睡觉时经常因为出汗湿了枕头。外甥小的时候身形消瘦，精神不振。一开始我并不知道这件事，有一次去姐姐家小住，一连几天晚上外甥都哭闹不止，无意间发现了湿漉漉的枕巾。我看了看外甥的舌头，偏红、舌苔少，于是断定他出现的是气阴两虚型汗证。

我嘱咐姐姐，平时没事给外甥熬点银耳红枣乌梅粥吃，每天吃一次，吃上一两个星期就能看出效果。

从那之后，姐姐每天都给外甥熬红枣乌梅粥吃，大概 2 个星期之后，外甥的盗汗症状就大有改善，晚上也不怎么哭闹了。

具体烹调方法为：取适量粳米，淘洗干净后放入干净的锅中，加适量清水，放进几颗乌梅、大枣和几片泡发的银耳，熬煮至粥熟即可。

此粥之中的银耳有滋阴清热之功；红枣可补益心脾，二者搭配能够很好地治疗气阴两虚型汗证。

二、表虚不固型汗证

表虚不固型汗证的主要症状为：头部出汗较多，活动或出汗更严重，平时易患感冒，面色较差，舌色淡。

对于此类患儿，我一般会为其父母推荐黄芪粳米粥，此粥有补脾益气、养胃津之功。

具体烹调方法：取黄芪 10 克，粳米 50 克。先把生黄芪放到锅中，加适量清水，开大火烧沸，再转成中火继续煮 15 分钟，过滤去渣，用其汤汁和 50 克粳米同熬成粥即可。

三、营卫不和型汗证

营卫不和型汗证以自汗为主，主要症状为：浑身出汗，怕冷怕风，疲倦，浑身无力，胃口差。

对于此类患儿，我经常会为其父母推荐太子参茯苓粥。此药膳有调和营卫护腠理之功。

具体烹调方法：取太子参 10 克，茯苓 6 克，一同放到小纱布袋内，和 5 片生姜、50 克淘洗干净的粳米一同熬粥，粥熟时加 1 个鸡蛋黄，调少量盐即可。

第二章

女性疾病便宜方，
与昂贵不着边的美容保健方

原发性痛经，吃点维生素 E

症状：原发性痛经

便宜方：维生素 E

原发性痛经即功能性痛经，月经期常出现痉挛性疼痛，主要疼痛部位是下腹部，其他症状包括头晕乏力、恶心呕吐、腹泻、腰腿痛。多出现在年轻女性身上，不伴随明显器质性疾病。

记得有一次，一个十六岁的女孩儿在母亲的带领下来到诊所看病，她的母亲告诉我，自己已经因为痛经问题带着女儿到医院检查好几次了，最终诊断为原发性痛经。换句话来说，她出现的痛经并不是妇科疾病所致，医生建议她连续服用避孕药三个月。

小姑娘才十六岁，她的妈妈一听说要服避孕药就赶忙带着她走出医院。后经人介绍找到我，问我有没有什么相对较好的治疗痛经的方法。我了解她的心情，没有谁想让自己未成年的女儿吃避孕药。其实，方法并非只有一个，我教给那个女孩儿一个既简单又省钱的方法—服用维生素 E。

目前的研究表明，痛经患者的前列腺素一般高于正常人，尤其是"不良前列腺素"含量高出正常人很多。人体中含多种前列腺素，多数前列腺素对人体有益。不过有两种"不良前列腺素"会刺激子宫。使得子宫平滑肌出现强烈收缩，若腹部抽筋，会导致非常强烈的疼痛。从痛经原理出发，无论医学利用何种手段治疗，目的都是为了降低并祛除身体中的"不良前列腺素"，无论是止痛药还是避孕药，其实都符合这个原理。

服用维生素 E 可以消除"不良前列腺素"。因为不良前列腺素在人体中合成、产生的过程要用磷脂酶 A2 与环氧化酶来加工，而维生素 E 刚好能够抑制这两种酶的活性，进而降低不良前列腺素含量，降低痛经的发生概率。

孩子的妈妈听到我的解释也就放心了，带着孩子回家了。我嘱咐孩子的母亲，孩子来月经前一个星期一定要忌口，尽量避免吃奶制品、肉类，最好吃素食。"不良前列腺素"产生的源头为花生四烯酸，而花生四烯酸主要存在肉类、奶制品中，因此，月经来临前要减少此类食物的摄入。

回去之后，小姑娘按照我教给她的方法服用维生素 E，当月月经来临之时疼痛减轻了不少。

湿热血淤型痛经，就喝丝瓜红糖汤

症状：湿热血淤型痛经

便宜方：丝瓜红糖汤：取老丝瓜 250 克，红糖适量。先把丝瓜清洗干净，之后切碎，放入锅中，倒入适量清水，调入适量红糖，趁热饮服。

很多女性朋友对痛经这个词都非常熟悉，可是对痛经的了解并不多。其实，痛经和感冒一样，也是有寒热之分的，并非所有的痛经都只有一法可医。

很多女孩儿并不了解寒热、虚实之间的区别。一听到别人说什么什么偏方对痛经有效，就迫不及待在自己的身上试用，结果不但痛经没有被治愈，还添了别的毛病。

记得有一年夏季，有个女孩儿捂住腹部，面色苍白，步履艰难地走进诊所，看上去非常难受。我问她哪里不舒服，她说自己一直被痛经困扰，之前听人说喝红糖姜水可以治疗痛经，自己就在月经来临前喝了些，结果今天来月经，不仅疼痛没有得到缓解，还比以前更痛。

我看她面色潮红、痛的满头大汗，手心热、舌质红，我问她平时大便状况怎么样，她说自己平时大便干结，我这才明白，她这是治反了。红糖姜水是用来治疗寒性痛经的，而这个女孩儿出现的痛经是体热、湿热所致，应当清热。

寒性痛经的人喜欢抱着暖暖的东西，吃些热食，痛经也会随之减轻；可是热性痛经的人如果吃了生姜、当归等温热食物，会痛得更厉害，吃些清淡的食物反而会觉得好些。不过很大一部分人会忽视自己身体的感觉，喜欢"跟风"，别人说吃什么可以治疗痛经自己就跟着吃，根本不考虑自己的体质。

湿热型痛经的主要症状为：经前或经期小腹痛得手不敢按上去，痛感会蔓延整个小腹部、腰骶部，或月经来临前就已经隐隐疼痛，来经时疼痛加剧，经量多或经期长，经色紫红，质稠或有血块。湿热者平时白带较多，色黄稠，或伴低热，小便黄赤，舌红苔腻，脉滑数或濡数。针对她所出现的情况，我给她推荐了一款丝瓜红糖汤。

具体做法：取老丝瓜 250 克，红糖适量。先把丝瓜清洗干净，之后切碎，放入锅中，倒入适量清水，调入适量红糖，趁热饮服。此药膳非常适合湿热型痛经、血热型月经先期量多，由于湿热而出现经期便秘、大便干结的患者可以经前几天喝些丝瓜红糖汤。

很多女性都知道丝瓜有美容祛痘之功,其实这和它的清热祛痰、凉血解毒之功是分不开的。丝瓜还可治疗月经不调、血热血淤引发的痛经。丝瓜可以打通热毒阻塞经络,畅通气血。经络气血畅通,痛经才会消失。研究发现,丝瓜提取物不仅能够抗病毒,还能预防乳腺癌,改善脑部供血。不过提醒大家注意,丝瓜性寒凉,所以,脾胃阳虚、虚寒、便溏腹泻者慎用。

女孩儿告诉我,以前痛经时会吃些止痛药,我提醒她,止痛药虽然可以止痛,但毕竟治标不治本,不宜久服,均衡饮食、改善身体素质才是治疗痛经的根本。像她这种湿热型痛经患者,平时尽量避免吃辛辣香燥之品,防止热迫血行,出血更甚,尽量吃些清淡食物,平补气血,这样痛经自然会得到改善。

经前郁闷、烦躁,牛奶、紫菜、大蒜可缓解

症状:经前郁闷、烦躁

便宜方:牛奶、紫菜、大蒜

很多女人来月经之前容易出现情绪波动、烦躁不安、体热虚汗、乳房胀痛等,医学上称其为"经前期紧张综合征"。到目前为止,经前期综合征的发病原理还不是太清楚,不过普遍认为是人体中激素水平波动,引发的一系列不适症状。

记得有一次,一位女士来到我这里看病,她告诉我,自己来月经前总

是会郁闷、烦躁、心情紧张，月经来临的前一个星期情绪非常糟糕，常常胡乱发脾气。或是莫名其妙觉得心烦、不安、紧张、焦虑，情绪波动较大，使得家庭关系也变得紧张起来，这些症状会随着月经的来临结束，可是到了下个月又会出现此类症状。她问我有没有什么方法可以帮她调理一下。

我告诉她，这种症状根本不用吃药，每天喝一杯牛奶，常吃紫菜和大蒜，坚持一段时间，烦躁的心情就会随之消失。

那位女士觉得疑惑，为什么吃这些东西就能缓解自己所出现的经前烦躁、郁闷？

研究发现，经前增加钙、镁维生素 B6 的摄入，可以有效预防前经期综合征。一项实验结果表明，每天补充 1 克钙元素，经前期综合征患者出现的烦躁、抑郁等情绪即可有效降低。还有一项研究表明，经前服 360 毫克镁元素后，可显著减少经前综合征不适症。

有一项研究表明，经前期紧张很可能是维生素 B6 不足所致，补充维生素 B6 后，即可缓解经前期的多种不适。

牛奶里面富含钙元素，平均每 100 毫升牛奶里面就含有约 120 毫克的钙，若每天喝下 500 毫升牛奶，就相当于补充了 600 毫克钙。牛奶适量饮用就可以了，可以配合吃些紫菜。

紫菜营养丰富，富含膳食纤维、蛋白质、多种维生素，以及钙、铁、镁、钾、锌、碘等矿物质。紫菜最大的优点就是含镁量高，平均每 100 克紫菜之中就含有 460 毫克镁，所以有人称紫菜为"镁元素的宝库"。平时为自己烹一道紫菜汤，加适量虾米。即可更好地发挥出镁元素的功效。

最后要介绍的就是大蒜所起的作用。大蒜中含有丰富的维生素 B6，是其他食材的很多倍，所以，平时吃饭前可以吃上几瓣蒜，就能够补充维生素 B6。

本节之中所介绍的可治疗经前期综合征的食材，如牛奶、大蒜、紫菜，为的就是补充足量的钙、镁、维生素 B6，进而帮助女性朋友摆脱经前期综合征。

那位女士听过我的解释后非常满意，回家之后按照我教给她的方法注意自己的生活饮食，当月月经前的紧张情绪就得到了缓解。

经期头痛，就喝川芷鱼头汤

症状：经期头痛

便宜方：川芷鱼头汤：取川芎 6 克，白芷 9 克，鱼头 1 个，一同放入炖盅内，加入适量清水，隔水炖熟。

外甥女上学期间月经一直很正常，可自从毕业参加工作之后常常经期头痛。记得某个周六，外甥女来诊所给我帮忙，我看她总是用手敲打自己的头部，就问她是不是不舒服。外甥女说，不知道怎么回事，月经来临时常常觉得大脑一侧刺痛，之后蔓延整个脑部，有时候腹痛、头痛同时发生，苦不堪言，班都上不了，只能躺在床上"哎哟"了。

经期头痛很可能为激素波动所致，经期血清里面的雌二醇浓度下降，使得血管张力发生变化，对此敏感的女性就会出现头痛，此类女性最好少吃巧克力，因为巧克力里面含有干酪胺，可能会引起偏头痛。

外甥女说，她不怎么喜欢吃巧克力，而且很少吃，不过咖啡倒是经常喝，难道喝咖啡也会有影响？我点了点头，不仅是咖啡，就连可乐、茶、酒精饮料等都可能会诱发经期偏头痛。

不过，食物、饮料仅仅是容易诱发痛经、头痛，却并非直接诱因，想要根治此症，还要找出其根本原因。

从现代医学的角度上说，痛经伴随着头痛和内分泌紊乱有很大的关系。可是从中医的角度上说，行经期间头痛为长期生活习惯不良、情绪不稳定，使得体内毒素淤积，毒素进入血管，进而扩张血管，诱发头痛。此外，营养不良、血虚等均导致头晕头痛。

经期头痛的原因如下：肝火旺盛，血热，肝气上逆，气火上扰于脑，出现头晕头痛，这种头痛通常伴随着胀痛感；血淤，脉络不通，阻滞脑络，伴随着剧痛，主要是间断性发作；血虚，血液量不足，无法满足大脑需求，进而诱发头痛。不过这种痛较温和，并不是刺痛，而外甥女所出现的是阵发性刺痛，还伴随着腹痛、经血暗红、有结块，主要为血淤所致。从中医的角度上说，久痛即为淤，淤则痛，只要畅通经络，活血化瘀，痛经、头痛就会自行消失。

我给她推荐了川芎鱼头汤，具体做法：取川芎6克，白芷9克，鱼头1个，一同放入炖盅内，加入适量清水，隔水炖熟。月经来临前3天喝此汤。

此汤之中的川芎有活血化瘀之功，为治疗头痛的首选药，辛温香燥，走而不守，既可行散，上行能达巅顶，又能入血分，下行到血海，能够治疗头风头痛、风湿痹痛等症。现代研究发现，川芎挥发油能让微血管解痉，加速血流速度，还可降血压、增加脑血流量、镇痛、调节心血管功能、抗凝血等，与川芎活血化瘀的机理一致。白芷有祛风散寒、通窍止痛、消肿排脓之功，还可改善局部血液循环。

此汤之中的鱼头营养丰富，为补脑佳品，富含人体必需的卵磷脂、不饱和脂肪酸，能够为脑部提供充足的营养，舒缓脑部神经压力，缓解经期头痛。

此汤适合血液、风寒型痛经、头痛，川芎辛温升散，阴虚阳亢、肝火旺盛、气逆呕吐的人不宜服用；经量过多者、孕妇忌服。白芷辛温，阳虚火旺者要慎服。

若出现腹胀、胃口差、恶心、头部胀痛等，多为肝火旺盛、肝气郁滞，应适当吃些清热化瘀食物，可适量吃些山楂、益母草、新鲜果蔬等。若血虚乏力，出现漂浮感的头晕头痛，应当注意补充气血；头晕严重，可以立即喝些温热糖水、甜牛奶、甜果汁，头晕头痛就能得到缓解。糖分能够迅速提升人体血糖含量，饮食能够提升机体血容量，改善脑部缺血引发的头痛。

提醒经期头痛的女性朋友注意，经期不宜洗头，因为头为六阳之首，子宫是任脉起点，生理期间，血液循环相对较差，洗头会让血液集中于头部，进而影响子宫血液循环，让子宫中的血液不能顺利排除干净，易导致血淤痛经。此外，发根毛孔张开时若受风寒，容易导致头痛。夜间或睡前不宜洗头，因为夜间为阴，此时头发没干透就睡觉，会落下很多毛病。因此，即使是经期不头痛的女性，经期前两天也是不能洗头的。

长期经期头痛，若是顽固性头痛，而且伴随着恶心呕吐，甚至在经血排净后仍头痛，应当到医院进行深入检查，确定是否存在器质性病变。

经期腰部酸痛，就吃益母草煮鸡蛋

症状：经期腰部酸痛

便宜方：益母草煮鸡蛋：取益母草 30 克，鸡蛋 2 个，一同放入锅中煮至鸡蛋熟，去壳，继续放入锅中煮一会儿，去药渣、吃蛋喝汤。

女性来月经的时候会出现很多不适，如腹痛、头痛、腰酸腰痛、恶心反胃等。月经期间，女性的身体抗病能力会下降，此时情绪波动较大，敏感。

经期腰部酸痛是痛经症状之一，虽然不像腹痛那样难以忍受，可行动也会受限制，非常不舒服。

记得有一次，一位女士带着个十七八岁的姑娘来到诊所，那位女士说，自己的女儿每次来月经的时候都会腹痛、腹胀，疼痛延伸到腰骶，酸痛得无法直立，看到女儿坐立不安的样子，母亲的心里着实着急。

经期腰痛的原因很多，如妇科炎症、放环等刺激会压迫神经、诱发腰痛，此外，生育过多、频繁人流、性生活过度、外感湿邪等均会诱发腰痛。虽然女孩儿可以排除以上因素，不过我还是嘱咐她的母亲带她到医院做些相关的妇科检查，以排除妇科炎症、其他器质性疾病的可能。

检查结果显示，女孩儿出现的只是生理性疼痛，并不是器质性病变。从中医的角度上说，此病病理实质是血淤、经期情绪不佳、气滞血淤等导致的冲任脉、胞宫气血不畅，进而诱发痛经、腰痛等，治疗的过程中应当以活血化瘀为主。女孩儿的月经量较少、有血块，都说明是血淤症，我给她推荐了益母草煮鸡蛋。

具体做法：取益母草 30 克，鸡蛋 2 个，一同放入锅中煮至鸡蛋熟，去壳，继续放入锅中煮一会儿，去药渣、吃蛋喝汤。女孩儿回去之后连续服用一段时间，再来月经时，腰部酸痛症状果然减轻了不少。

益母草为众所周知的治疗妇科疾病的药材，性微寒，有清热解毒、利水通便、去淤生新之功，非常适合女性因湿热而出现的月经不调、盆腔炎、瘀血腹痛等。不过益母草性寒凉，不宜单独服用，否则会引发腹痛、腹泻等，与红糖、鸡蛋、鸡肉等温热性食材配伍，能够降低其寒性，让方剂变得更加温和，有活血化瘀、调理气血之功，能够治疗血淤导致腹胀、腹痛、腰痛等症。

现代研究结果显示，益母草里面含有益母草碱，可直接扩张外周血管、增加血流量、抗血小板凝集、降低血液黏稠度。益母草虽好，却不宜久服，因为是药三分毒，生病患者要慎服、孕妇禁服。

最后要提出一点，很多女性朋友经期腰部酸痛时都有用手或按摩器捶打腰部的习惯，这种做法是错误的，用力捶打腰背，会促进盆腔充血，加速血流，导致经量过多、经期延长，甚至血虚，反而加重腰背酸痛。若实在酸痛难忍，可以用热毛巾敷一下腰部缓解疼痛。

经期提前、量多，就吃芹菜藕片

症状：实热证经期提前、量多

便宜方：芹菜藕片：取鲜芹菜片、鲜藕片各120克，油15克，盐少量；将锅置于火上，开大火加热，放入油，油热后，下芹菜片、藕片，翻炒五分钟左右，倒入适量清水，熬煮至熟，调味即可。

虽然每个女人都会经历几十年的月经期，不过月经不调的却大有人在，对于女朋友来说，一旦月经失调，就会影响到身体的各方面状况，不仅如此，像妇科炎症、贫血、痤疮、不孕等都和月经失调有着直接关系。

大部分女性出现的月经失调为内分泌紊乱所致。

在我们的身体内分布着很多腺体，主要作用是分泌激素，它们所构成的系统就是我们平时口中的"内分泌系统"，主管着我们身体中的多种重要生理活动。比如，卵巢能分泌雌激素、孕激素、少量雄激素，这些激素会对子宫形成周期性刺激，进而形成月经。

调查结果显示，多数女孩儿并不是很在意月经是否正常，认为早来几天或是晚来几天不会有什么大碍，因为十有八九的女人都会出现类似问题，所以也就不会因此而就医。出现这种结果的主要原因为：患者本身的健康意识薄弱；不了解月经失调可能导致的严重后果，直到婚后因此而不孕时才意识到问题的严重性。其实，如果及早调理自己的月经，很多女性疾病都是可以避免的。

记得有一次，一位女大学生来我这里看病，她告诉我，自己月经来潮前脸上会长痘，月经过后痘痘就会慢慢消失，等到下次月经即将来临时，痘痘又会疯长。月经周期不是很准，常常提前几天，不过并不会痛经，所以之前也就没将这件事放在心上。

可是最近几次来月经常常会提前一个星期以上，同时伴随着经量增多、质地黏稠，大便干燥、口干。我告诉她，她脸上所长的痘痘很可能和月经失调有关。

月经失调最常见的症状就是月经周期不规则，正常的月经周期是 28 天，提前或延后 7 天属正常范围。有的女孩儿不知道如何推算月经周期，下面就来为大家详细地介绍一下。比如，你月经来潮的第 1 天是 9 月 1 日，按照 28 天的周期来推算，下次月经来潮的时间应该是 9 月 29 日，提前一个星期或是推迟一个星期之内都是正常的，若月经周期提前一个星期以上的情况出现 3 次以上，也就是说月经周期小于 21 天，从中医的角度上说就是"月经先期"，这种病症又可分为气虚型和血热型两种。

气虚型就是指脾肾气虚，从中医的角度上说，脾有管理血液、水液的功能，脾虚，则无法统血，月经就会不受控制。若月经提前来临，血量一般较多，色淡、质稀，患者还会伴随着倦怠乏力、气短懒言、食欲下降等症。血热型患者的经色较深，质地黏稠、有块，多是平时吃辛辣燥热食物太多，长时间生活在炎热环境里，或脾气暴躁、郁怒，形成阴虚火旺体质，热扰冲任，迫血下行，使得月经提前。

经期提前的类型不同，治疗方法也不同。根据那个女孩儿描述的症状，我断定她所出现的月经提前是血热所致。血热又分为实热、虚热两种，像这位女孩儿出现的月经量多、质地黏稠，并且伴随着口渴心烦、脸上长痘、大便燥结等，属实热，治疗时以清热凉血为主。我嘱咐她下次月经来临之前喝些芹菜藕片汤。

具体做法：取鲜芹菜片、鲜藕片各120克，油15克，盐少量；将锅置于火上，开大火加热，放入油，油热后，下芹菜片、藕片，翻炒五分钟左右，倒入适量清水，熬煮至熟，调味即可。在月经来临的前5～7天服用，此方有清热凉血、调经止血之功，非常适合血热实证导致的月经过量、心烦口燥等症。

此药膳之中，芹菜富含膳食纤维，可治疗便秘，还有养血补虚、清肝明目、调经止带之功，非常适合女人食用。现代药理学研究证明，芹菜中富含铁，可弥补女性经期失血过多，避免皮肤干燥、面色无华。芹菜里面的生物碱提取物有安定之功，能够治疗肝经有热、肝阳上亢导致的烦热不安、小便不利、月经先期、胃热、食欲下降等症。

莲藕的药用价值非常高，生莲藕性甘寒，有凉血止血、除热清胃之功；熟莲藕性甘温，有健脾开胃、益气补心之功。适合女性月经失调、经期提前且量多之症，常吃莲藕就能让月经逐渐恢复正常。莲藕中铁、维生素C、纤维素含量丰富，对月经失调引发的贫血、便秘等症有益。

我嘱咐女孩儿，不要等到月经失调时才想起食疗的方法，只要出现口苦、大便干结、上火等症，就可以喝一碗芹菜莲藕汤，平时适当增加黄瓜、茄子、丝瓜的食用量。

还要提醒一点，月经提前会导致失血过多，因此要重视补血的过程，月经结束之后多吃些瘦肉、鸡蛋、花生等。若问题仍然没有得到改善，要及时到医院进行检查。

那个女孩儿回家之后按照我教给她的方法坚持吃了一个月的芹菜莲藕，月经提前、量多、大便干燥等症都得到了改善，经前严重的出痘痘现象也得到了缓解。

月经推迟，就喝乌骨鸡汤

症状：月经推迟

便宜方：乌骨鸡汤：乌骨鸡1只，红枣6颗，干姜2片，一同放入锅中，倒入适量清水炖煮至熟，吃鸡肉喝汤，在月经前3～5天开始喝，每天1剂，月经来临后停服，坚持服2～3个月即可。

一般情况下，女性的月经周期是28天，可却有很多女性朋友的月经周期超过了这个天数，有的超过一个星期，有的却可能超过十天半月甚至一个月。

　　现代女性的生活节奏快，工作、生活压力大，紧迫感常存心中，心理的压力过大很容易导致内分泌紊乱，进而诱发月经周期紊乱。此外，抽烟喝酒、滥用避孕药、作息不规律，均会导致内分泌异常，进而诱发月经失调。

　　记得有一次，一位二十出头的女大学生来我这里看病，她告诉我，自己的月经常常推迟一个星期以上，而且每次的月经量都不多，月经前两天还比较正常，等到了第三天就几乎没有了。同宿舍的舍友告诉她，月经不正常可能会影响到以后的生育，她听了有些担心，就赶忙到诊所就诊。

　　我告诉她，每个月的月经周期通常是 21 ～ 35 天，平均 28 天，提前或推迟 7 天以内属于正常范围，如果月经周期推迟 7 天以上，甚至 3 ～ 5 个月才来一次月经，并且伴随着经量异常，通常连续 2 个月月经周期出现以上现象，即为"月经后期"，西医将其列入月经稀发的范畴。如今，出现月经推迟的女性朋友越来越多，和内分泌失调有很大的关系。此外，某些慢性疾病导致的营养缺乏、精神因素等，均会导致月经推迟。

　　我问她最近的营养状况是不是不太好，女孩儿不好意思地低下头，说自己的正在节食减肥，我看她面色有些发黄，提醒她："减肥的方法有很多种，最科学的方法就是适当减少饮食，同时配合一定的体育锻炼，过度节食减肥不仅会让体重忽高忽高，还会导致内分泌失调。"为了确诊，我让她到附近的医院做个检查，以排除器质性病变诱发经期延后的可能。检查结果显示，她并未出现器质性病变。

　　从中医的角度上说，月经推迟大都为虚证，如脾虚、血虚等，通过望闻问切的诊断，我得知女孩儿每次来月经时经量少、色淡、下腹隐痛、头晕眼花、心悸失眠、面色萎黄、舌质淡、脉细弱，初步判断为血虚所致。既然是血虚，就要补血，我建议女孩儿每次月经来临之前多喝乌骨鸡汤。

具体做法：乌骨鸡 1 只，红枣 6 颗，干姜 2 片，一同放入锅中，倒入适量清水炖煮至熟，吃鸡肉喝汤，在月经前 3 ~ 5 天开始喝，每天 1 剂，月经来临后停服，坚持服 2 ~ 3 个月即可。

乌骨鸡味甘平，有补肝益肾、健脾滋阴之功，被视为滋补之上品，如今，市面上用乌骨鸡制成的中成药、保健品随处可见，如乌鸡白凤丸、乌鸡调经丸等。乌骨鸡肉烹调后肉质鲜美，汤汁中富含黑色胶体物质，有滋补之功。

研究发现，乌骨鸡中富含黑色素，入药可以增加人体的红细胞、血红蛋白，乌骨鸡肉富含维生素、微量元素、氨基酸、铁元素，食用后可增加人体血红素，提升机体免疫力，非常适合体虚血亏、病后体弱的女性食用。

此方之中的红枣富含硫胺素、核黄素、烟酸、维生素 C、胡萝卜素等，能够提升人体免疫力。生姜为滋补汤中最常添加的配料，可以调味、驱寒开胃；若伴随着脾虚、肾虚，可添加些山药，有补中益气、补脾胃、建肾固精之功。脾胃健康，则有益于气血生化，吸收食物精华，并且利于祛体湿。此外，寒凝血淤会导致月经推迟，此种体质的患者可在药膳之中添加当归、黄芪各 15 克，有活血化瘀、气血双补之功。长期饮用此汤，有助于女性气血调和，让女性朋友的肌肤更加滋润、有光泽。

女孩儿听我这么一解释，赶忙问道："这汤这么补，不会把我补胖了吧？"我笑着说："不会的，乌骨鸡肉中脂肪的含量比普通鸡肉低一些，而各种营养素含量更好，适合减肥期间食用。"

女孩儿回去之后调理了两个月左右，月经果然恢复正常，面色红润多了，体重也没有因为滋补而上升，反而掉了几斤肉。

经色发黑、有血块，就喝玫瑰月季茶

症状：经色发黑、有血块

便宜方：玫瑰月季茶：取玫瑰花、月季花各 9 克，一同放入锅中，倒入适量沸水，盖好盖焖 10 分钟即可。

记得有一次，一位刚毕业的女大学生来到诊所，她告诉我，自己自从毕业之后，月经就变得不正常了。以前月经比较准，可是现在却不怎么规律，经色发暗、发黑，有血块，昨天早上起床照镜子，突然看到自己的脸上隐隐有暗黄色斑块，吓得她赶紧过来向我询问原因。

我让她先到附近的医院做个妇科检查，结果显示她并没有什么妇科问题。她告诉我，自己除了经量减少、色黑、有血块，还伴随着两胁胀痛、烦躁易怒、腹胀、胃口差等症，由此我判断她所出现的经色发黑、有血块为肝气郁结所致，即气滞血淤导致的。我问她月经来临时是不是会伴随着乳房胀痛，她点了点头，由此也更能确定是肝气郁结所致。

我问她最近是不是压力比较大。她点了点头，告诉我说自己刚刚毕业，面临着找工作的困难，家里好不容易给她安排了个"铁饭碗"，可是那里的人都比她就职早，什么事情都要她去做，她还要笑脸相迎，心中着实郁闷。

我笑了笑，刚毕业的孩子就是如此，对于社会上的很多事情都看不惯，很容易心生郁气，诱发疾病。所以我对她说："想要治好你的病，首先要做的就是调整心态，为自己减压，否则的话，心中的郁气越积越多，不但病情不能好转，还可能会引发其他妇科疾病。"她听了连连点头。

除了给她开些疏肝药，我还给她推荐了一款辅助治疗她所出现的经色发黑、有血块之症的茶—玫瑰月季茶。

具体做法：取玫瑰花、月季花各9克，一同放入锅中，倒入适量沸水，盖好盖焖10分钟即可。每天喝一剂，最好在行经前几天服用。此方适合气滞血淤引发的痛经、闭经、经色暗夹杂血块等。由于是花茶，在很多场合都可以喝，比较方便实用。

此花茶之中，玫瑰花味甘、微苦，性偏温，有疏肝解郁、理气醒脾、活血止痛、平衡内分泌、补气血、润肌肤之功，能治疗肝胃气痛、月经不调等症。月季花也是妇科良药，有活血调经、消肿解毒、祛淤行气、止痛之功，二者搭配在一起，可以治疗月经不调、痛经等症。

那位女士回去之后，调整了自己的心态，每天听听音乐，不时地和同事搭讪几句，帮这个续杯茶，帮那个递件东西，没过多久，就和同事们混熟了，发现其实大家都是挺好相处的。再加上她每次月经来临前都会坚持喝玫瑰月季茶，没过多久，经色就不像以前那么黑了，血块少了很多，脾气也变好了不少，脸上的黄褐斑逐渐淡化。

但是要注意一点，玫瑰花和月季花性温，因此不适合阴虚火旺者服用。便秘的女性也不能过多喝玫瑰花茶，因为玫瑰花茶有收之功，喝多了不利于排便。再者，玫瑰花活血散淤之功较强，因此月经过多的女性经期不宜饮用此茶。此外，玫瑰花不宜与茶叶一同泡饮，因为茶叶里面富含鞣酸，会影响玫瑰花的疏肝解郁之功。

排卵期出血，就喝瑶柱香菇冬瓜汤

症状：排卵期出血

便宜方：瑶柱香菇冬瓜汤：取瑶柱 25 克，冬瓜 50 克，香菇 10 克，生姜 2 片，先将冬瓜去瓤，切成块状；瑶柱放到清水中浸泡 1 小时，拍松；香菇放到清水中浸泡 1 小时，剪掉脚；把瑶柱、冬瓜、姜片一同放到锅中，水沸后转成小火煲 40 分钟，放入香菇继续煲 15 分钟，加少许盐调味即可。

记得有一次，一位年轻女士来诊所看病，她说自己每次月经中期的时候，也就是排卵期时，常常有少量出血现象。自己也没什么防备，认为不是月经期间应该不会出什么问题，谁知后来弄脏了裤子，非常尴尬，现在虽然知道了这其中的规律，可以避免尴尬的发生，可这毕竟不正常，赶忙到诊所问我有没有什么治疗的方法。

在两次月经间异常出血的情况较复杂，可能是功能失调性子宫出血所致，也可能是妇科器质性病变等因素所致，虽然表现相同，可实质差异很大。

我让她到附近的医院做一下妇检，检查结果没有异常，并未患上严重的妇科疾病，只是单纯、有规律的月经中期阴道出血。我让她做了一下体温检测，结果显示，排卵前体温稍低，排卵后体温比排卵前升高 0.3 ~ 0.5℃，而且持续至下一个月经周期。那位女士出现的是排卵期出血，主要是成熟卵泡破裂排卵后，雌激素水平迅速降低，无法维持子宫内膜生长，使得子宫内膜表层局部溃破、脱落，进而诱发突破性少量出血。

若排除生殖道其他疾病，只是单纯的排卵期出血并非病理现象，所以无须用药，不过从中医的角度上说，这是某种失衡体质所致。

中医称排卵期出血为"经间期出血"，月经中期，冲任阴精充实、阴气渐长、由阴盛转为阳衰，若女性本身肾阴不足、脾气虚弱、湿热扰动、淤血阻遏，体内阴阳转化就会变得不协调，诱发月经中期出血。主要分为肾阴虚、脾气虚、湿热、血淤四种类型。

她告诉我，每次经间期出血量较少、色红，同时伴随着腰膝酸软、头晕耳鸣、五心烦热、盗汗、舌质红、舌苔少等症，从这里也能判断为阴虚所致。治疗的过程中应当以滋肾养阴、清热止血为主，可适当吃些六味地黄丸调理。如果不愿意吃药，也可以喝瑶柱香菇冬瓜汤来调理，效果非常不错。

具体做法：取瑶柱 25 克，冬瓜 50 克，香菇 10 克，生姜 2 片，先将冬瓜去瓤，切成块状；瑶柱放到清水中浸泡 1 小时，拍松；香菇放到清水中浸泡 1 小时，剪掉脚；把瑶柱、冬瓜、姜片一同放到锅中，水沸后转成小火煲 40 分钟，放入香菇继续煲 15 分钟，加少许盐调味即可。

此药膳之中的瑶柱即我们平时所说的干贝，肉质新嫩、肉味清甜，味咸性平，有滋阴补肾、健脾调中之功，富含蛋白质、矿物质等，能够很好地滋补身体；冬瓜有利尿、清热祛湿之功；香菇有益气补虚、健脾开胃之功。将上述食材搭配在一起，补益之功更甚。

大概一个星期之后，那位女士前来复诊，她告诉我，烦热、盗汗症状已经逐渐消失，问我还用继续服此汤吗，我告诉她，热证已经消失就不用继续服了，不过最好每次月经结束后喝上几次，因为此时血亏严重，易导致阴虚火旺，此时喝些瑶柱冬瓜香菇汤，同时吃些牡蛎、乌骨鸡、虫草花等滋阴补肾食物，能够有效预防排卵期出血。那位女士回家之后按照我教给她的方法继续调养，排卵期出血再有没有复发过。

不过在此提醒大家注意，若是湿热引发的阴道出血，舌苔黄腻、口苦心烦，可以适当吃些清热祛湿食物，每次排卵期都应忌食生冷、酸辣等刺激性食物，多吃些新鲜果蔬。若是血淤，经色发黑、有血块，可以适当吃些有活血化瘀之功的食物或中成药，如血府逐淤散，若情况仍未得到改善，应及时到医院诊治。

贫血，羊骨熬粥就能补血

症状：贫血

便宜方：

1. 羊骨熬粥：取 1000 克左右的羊骨，100 克粳米，精盐、生姜、葱白各适量。先把羊骨打碎，而后放到锅中，倒入适量清水煎汤，取汤、粳米一同熬粥，粥将熟时，调入精盐，加少许生姜、葱白，煮两三沸即可。

2. 龙眼：取龙眼种子 30 粒放到干净的锅中，倒入两碗清水，开火滚煮 5 分钟即可，可调入少许白砂糖，有清肝火的功效，每天上午 10 点左右饮用；或取龙眼 30 克，每天下午四点左右食用，不咽果渣即可。

贫血就是指人体外周红细胞容量减少，低于正常水平很多。贫血出现的诱因很多，如红细胞减少，导致微循环异常，造血原料缺乏或利用障碍等。容易出现在小孩和女人身上。

外甥女小的时候很挑食，虽然皮肤白皙，可身材消瘦，直到她十七八岁的时候，常常头晕目眩、脸色苍白，经过诊断我才发现她患上了贫血，外甥女从小娇生惯养，除了挑剔饭菜，各种汤药也是下不了口的。我给她想了既容易入口，又能够很好地补血的药膳—羊骨熬粥。

具体做法：取1000克左右的羊骨，100克粳米，精盐、生姜、葱白各适量。先把羊骨打碎，放到锅中，倒入适量清水煎汤，取汤、粳米一同熬粥，至粥即将熟时，调入适量精盐，放入生姜、葱白，继续煮两三沸即可。

我嘱咐姐姐每天给外甥女熬这款粥，外甥女很喜欢吃。这款粥要趁热空腹食用，平均每半个月为一疗程，羊骨粥可治疗贫血，非常适合冬季服食，有补肾气、强筋骨、健脾胃之功。

这款粥非常适合血小板减少性紫癜、再生障碍性贫血的女性食用，不过要注意，感冒发热期间不能服用此粥。其实除了羊骨粥，动物肝脏粥也可以很好地治疗贫血。

外甥女回家之后，姐姐按照我的嘱咐每天为她熬羊骨粥，连续吃上一段时间之后，外甥女的面色就红润多了，头晕目眩的症状也得到了改善。

其实，龙眼也是补血之上品。每天吃些龙眼或是喝些龙眼汤，能够很好地补血。

具体做法：取龙眼种子30粒放到干净的锅中，倒入两碗清水，开火煮沸5分钟即可，可以调入少量白砂糖，有清肝火的功效，每天上午10点左右饮用；或是取龙眼30克，每天下午四点左右食用，不咽果渣即可。

很多人都吃龙眼，却并不知道什么时间吃龙眼最好，其实，每天下午四点钟吃效果最佳，要知道，龙眼的食用时间不当会大动肝火，导致流鼻血等反应。每天上午10点喝龙眼茶饮，下午4点生吃龙眼肉正好相对。食用龙眼的方法得当，不但可补血养身，还可避免上火。

这两种方法非常简单，效果也非常不错，可以根据个人喜好来选择其中的某一种。

不孕，常喝芍药甘草汤

症状：高催乳素引发的不孕

便宜方：芍药甘草汤：将白芍、炙甘草分别研磨成粉备用，每天取白芍35克，炙甘草10克，用温水分成2次送服，每三个月为一疗程。

如今，人们的生活水平越来越高，而不孕问题却困扰了很多女性朋友。很多人觉得迷惑，过去的人吃不好、喝不好，可却很容易怀孕、生子；现代人想吃什么吃什么、想喝什么喝什么，为什么怀孕却成了难题？

其实，不孕和很多因素有关，比如高催乳素血症、晚婚晚育、过度减肥、流产、子宫发育不良、性传播疾病等。本节主要介绍的就是高催乳素血症引发的不孕。

记得有一次，一个三十多岁的女性来我这儿看病，她说自己已经结婚六年了，从来没有采取过任何避孕措施，可是自己的肚子一直没动静。到处寻医，也去医院做过相关治疗，但肚子却仍然没有任何反应，使得她非常难过。

她告诉我，自己的老公早就盼着当爸爸了，公公婆婆也非常着急。两人原本感情非常好，可却因为她始终不能怀孕这件事吵了很多次。后经人介绍找到我。我给她做了一番检查，得知她出现的不孕是高催乳素血症所致。

当人体的催乳素含量高于 1000mLU/L 时，非常容易导致女性内分泌紊乱，出现经量减少、闭经、溢乳、无排卵、不孕等症。高催乳素引发的不孕较为常见，约有 15.2% 的不孕症为高催乳素所致。

那位女士听完我的解释，赶忙问我有没有什么方法能治愈。我让她不要着急，因为找出病因再治疗就比较容易了。我给她推荐了个简单的中药调理方—芍药甘草汤。

具体做法：芍药甘草汤：将白芍、炙甘草分别研磨成粉备用，每天取白芍 35 克，炙甘草 10 克，用温水分成 2 次送服，每 3 个月为一疗程。

那位女士一看到有方法能解决，非常开心，回家之后按方抓药，3个月之后，她打电话告诉我说自己已经怀孕了，家庭也变得和睦、温馨多了。

芍药甘草汤这个方剂出自张仲景的《伤寒论》，药物配伍非常简单，方剂之中，起主要作用的是白芍药。芍药中富含芍药甙，可以作用在垂体上，调节人体的分泌过程，进而有效降低体内催乳素水平，治疗不孕症。

不过提醒大家注意，虽然白芍药有这样的功效，可是这个方子在生产过后就不能继续用了，因为产后母亲体内会分泌大量催乳素，进而丰富奶水。而白芍药会降低人体中催乳素含量，导致奶水变少。

并且，还要注意一个问题，此方只适合高催乳素血症导致的不孕，而导致不孕的原因有很多，并非每种不孕都能通过此法改善，只有对症用药才能达到最佳的治疗效果。

习惯性流产，用花生根煎汤

症状：习惯性流产

便宜方：水煮花生根：取新鲜的花生根 100 克放入锅中，加适量清水煎汁，每天服一次，直至孩子顺利生产。

习惯性流产即连续自然流产三次及三次以上，近些年，复发性流产已经取代习惯性流产。

记得有一次，有位年轻女士来到诊所，她告诉我，她今年 27 岁，年纪虽然不大，可已经结婚三年了。结婚的最初几年打算先奔事业，所以就没急着要孩子。可公公婆婆着急，也就一直没做避孕准备。连续怀孕三次，可不知什么原因，在两三个月的时候就流产了，到医院检查，医生说是孕激素分泌不足所致，需要补充孕激素，不过要通过打针来补充，她天生晕针，想也没想就拒绝了，后经人介绍找到我。如今她又怀孕两个月了，问我有没有什么其他方法可以保胎。

知道她是什么原因导致的流产，用药也就简单多来了。我给她推荐了个既简单又便宜的方剂—水煮花生根。

具体做法：水煮花生根：取新鲜的花生根 100 克放入锅中，加适量清水煎汁，每天服一次，直至孩子顺利生产。

那位女士回家之后按照我教给她的方法安胎，果然顺利生下一个女儿，全家人非常开心，还特意到诊所来感谢我。

出现习惯性流产的主要原因为：孕激素不足、感染、子宫肌瘤等，这个偏方针对的是"抗磷脂综合征"引发的习惯性流产。

"抗磷脂综合征"的主要表现为：患者的血液中发现"抗磷脂抗体"，这种抗体会使得血液变黏稠，进而使得胎盘地方的血管形成血栓。如此，供给胎盘营养的血管出现堵塞，胎盘缺乏气血滋养，胎儿无法得到足够的营养，不能顺利长大，易流产。

其实，"抗磷脂综合征"引发的流产并不难诊断，治疗起来相对容易，吃阿司匹林即可奏良效。因为阿司匹林能够降低血液黏稠度，进而抑制胎盘微血管产生血栓，确保胎儿获得充分的滋养。可以配合肝素，能够进一步提升抗血栓、降低血黏度之功，进而确保疗效。

花生里面含有白藜芦醇，它可以抗血栓形成、降低血液黏稠度。而花生根中的白藜芦醇含量比花生的其他部位都高，因此，用花生根煮水，配合服用阿司匹林、肝素，就能够治疗"抗磷脂综合征"引发的流产。

孕期失眠，煮点花生叶

症状：孕期失眠

便宜方：水煮花生叶：取 250 克花生叶放到锅内，加适量清水煮，水要没过花生叶，上火煎，水沸后转成小火慢煎 10 分钟，之后将煎汁放到碗内，每天早晚各服 1 次，连服 3 天，即可改善失眠症状。

记得有一次，一位孕妇在妈妈的陪同下来到诊所，只见她神情倦怠，双眼无神，我问她哪里不舒服，她说自己自从怀孕之后就一直难受。最开始的三个月经历孕吐，好不容易熬过前三个月，肚子又开始凸显，如今已经六个月，自己常常觉得体力不支，睡眠状况也受到了影响，怎么睡都不舒服，有时候躺在床上实在睡不着，就靠在沙发上待一会儿。有时候好不容易睡着了，稍微有点动静就会被惊醒，这段时间宝宝常常有动静，一晚上不知道要醒多少次，长时间的睡眠不足让她看起来非常憔悴。

她告诉我，怀孕以前她的睡眠状况非常好，入睡快，而且一觉睡到大天亮，可是现在，不仅每天会醒很多次，而且还常常感觉到宝宝在踢自己。

看到这位新妈妈的一脸疲惫，我安慰她说："其实，孕妈妈睡眠质量下降的诱因很多，就拿睡眠姿势来说，孕妈妈不宜采取仰或卧的睡眠姿势，要选择侧卧位，而且双腿要蜷曲，这样可以减少下腔静脉压力，确保血液顺利流通。下腔负责将子宫以下所有的静脉血液输送回心脏内，重新补给养分。这样孩子在腹中待的才舒适，夜间胎动也会减少。有的孕妈妈采用之前的仰卧姿势睡觉，影响血液循环，胎动就会变得频繁，严重影响到孕妈妈的正常睡眠。"

"再者，身体因素也会影响到孕期睡眠，随着宝宝的进一步成长，孕妈妈的腹部开始变形，体重开始增加，使得孕妈妈常常腰酸背痛，易苏醒，浑身乏力，加上这个时候的孕妈妈有些尿频，夜间多次起夜，肯定会影响到睡眠状况。还有的孕妈妈夜间小腿易抽筋、呼吸变得急促，均会影响到正常睡眠。"

听过我的解释，那位年轻的准妈妈表情有些复杂，问道："难道就没有办法改善吗？我的睡眠质量不好会不会对孩子的发育产生影响？"

我回答道："肯定会有影响，睡眠不好会使得孕妈妈体内的胰岛素含量上升，提升孕期患糖尿病的概率，并且容易导致孕妇血压上升，使得分娩过程变得缓慢，对宝宝的顺利出生不利。"

新妈妈的表情有些失落："那可怎么办啊？"

我嘱咐她，回去之后尽量避免喝茶、碳酸饮料、咖啡等，尤其是咖啡，容易让人处在亢奋状态，所以晚上睡觉前一定不要喝咖啡和茶。

要保持良好的睡眠习惯，晚上睡觉前一定要关掉电视和有声音的东西，每天早睡早起，如果睡前非常清醒，可以洗个温水澡，听听轻音乐，看看书报，这样不仅有利于胎教，还有助于睡眠；早上起床后到空气清新的地方散散步。规律自己的生活习惯，这样睡眠质量就会更有保障。

要保持正确的睡眠姿势，侧卧位可以避免对孩子产生压迫，孩子也不会因为在宫内紧张而制造强烈胎动。

最后，我给她推荐了个辅助治疗孕期失眠的方子—水煮花生叶。

具体做法：取 250 克花生叶放到锅内，加适量清水煮，水要没过花生叶，上火煎，水沸后转成小火慢煎 10 分钟，之后将煎汁放到碗内，每天早晚各服 1 次，连服 3 天，即可改善失眠症状。

临床上常用花生叶来治疗神经衰弱、夜不能寐、失眠多梦、易惊醒、头胀痛、心悸健忘、食少等症。

孕期是不宜服用助眠药的，可能会对孕妇本身，甚至胎儿产生负面影响。除了这个简单小方，还可以睡前喝一杯温牛奶，能够刺激身体胰岛素的分泌，促进睡眠。可以适量吃些高碳水化合物食物，如小饼干，同样能够提升睡眠治疗，若是因为小腿抽筋而失眠，可以适当吃些镁、钙、维生素 B。

妊娠期感冒，吃点安全的中草药

症状：妊娠期感冒

便宜方：

1. 黄芩煎汤：取黄芩 20 克，倒入两碗水，煎至一碗，早晚分别服 1 次。

2. 姜葱饮：生姜少许，清洗干净后切成丝状；葱白少许，清洗干净后切碎；生姜、葱白一同放入锅中，加三大碗水煎至一碗半，每天喝 1 次。

3. 姜蒜茶：大蒜、生姜各少许，清洗干净后切成片状，放入锅中，倒入一碗清水，熬成半碗，饮用时可调入适量红糖，每天 1 次。

普通人得了感冒尚且难受得要命，赶紧打针吃药以改善症状，怀孕时感冒难受不说，药也不能吃，很多孕妈妈都有这样的疑问，怀孕期感冒怎么办？

孕妈妈感冒不敢用药最主要的原因就是担心药物会对婴儿产生副作用，如果想要将这种风险降到最低，最好的方法就是不生病，可是，人吃五谷杂粮，怎么可能不生病？不管孕妈妈多谨慎，也还是会患上伤风感冒。

记得有一次，一位孕妈妈来诊所看病，她说自己前几天出去和老公散步着了凉，有些小感冒，发烧、咳嗽、流鼻水、咽痛等症袭来，刚想吃感冒药，婆婆却说孕妇不能吃感冒药，会对胎儿不利，一开始她还不相信，可拿出感冒药的说明书立刻就傻眼了，上面不是写着"孕妇忌服"，就是写着"孕妇慎服"。无奈，只要强忍着病痛，可连续 2 天发高烧，茶饭不思，全家人都非常着急，所以就来到诊所。

我给她测了体温，体温已经达到 38℃，做抽血检查发现白细胞数量多达 14000，超出正常范围很多。幸亏肺部没出现异常，喉咙发红，说明扁桃体已经有炎症。很明显，她所出现的是上呼吸道感染，即普通感冒。

我想了想，给她推荐了一款对孕妇本身和胎儿都无害的方剂—黄芩煎汤。

具体做法：取黄芩 20 克，倒入两碗水，煎至一碗，每天早晚分别服 1 次，服用时可调些糖，一个星期为一疗程。

那位孕妈妈听完后心中非常疑虑，她最在意的是这种药是否会伤害到胎儿，如果有副作用，她宁愿自己受罪也不会吃。我告诉她，这种想法其实并不正确，如果一味地拖延病情，一旦"外邪"入侵体内，就会对胎儿产生不利。

黄芩是有名的泻火清热药材，有治疗感冒之功。研究表明，黄芩可以抑制、杀灭多种病毒、细菌。并且，黄芩对于胎儿的安全性已经在千百年的试验中得到了证明。此外，黄芩不仅不会对胎儿产生不良影响，甚至还能安胎、保胎。早在元代的《丹溪心法·金匮当归散论》中就提到过"黄芩乃安胎圣药"。从这里我们也能看出，感冒孕妇服用黄芩绝对安全。

那位孕妈妈听我这么说舒了一口气，之前的顾虑被打消，回去之后按我教给她的方法进行服药。

第二天她前来复诊，烧已经退了，连续服用 3 天，感冒就痊愈了。后来她生了个非常健康的男孩，全家人非常开心，满月时还特地打电话向我表示感谢。

不过提醒大家注意一点，煮黄芩这个方法只适合肺热感冒，若只是普通的风寒感冒，并未发热，可以采用以下 2 个偏方驱出体内的寒气：

1. 姜葱饮：生姜少许，清洗干净后切成丝状；葱白少许，清洗干净后切碎；生姜、葱白一同放入锅中，加三大碗水煎至一碗半，每天喝 1 次。

2. 姜蒜茶：大蒜、生姜各少许，清洗干净后切成片状，放入锅中，倒入一碗清水，熬成半碗，饮用时可调入适量红糖，每天 1 次。

妊娠呕吐，吃点姜就能缓解

症状：妊娠呕吐

便宜方：吃生姜：将生姜切成片状放到口中，让姜汁慢慢渗到口腔中；或是嚼口香糖一样嚼生姜片，同时咽下姜渣；如果家里面有榨汁机，可榨些生姜汁装到瓶内，每次想呕吐时喝一小口，先含于口内，之后缓缓吞下。

我认识一个女白领，几年前结婚了，婚后仍然打拼着自己的事业，一个月以前，她突然呕吐起来，到医院检查发现自己怀孕了。一直到现在都被孕吐困扰着，经常反胃、呕吐，让她非常苦恼，很多应酬不能参加不说，就连正常的工作、生活都受了影响，整个人瘦了一圈。

她打电话问我有没有什么方法既不会对自己和胎儿产生负面影响，又能缓解妊娠孕吐，我给她推荐了生姜。

具体做法：将生姜切成片状放到口中，让姜汁慢慢渗到口腔中；或是嚼口香糖一样嚼生姜片，同时咽下姜渣；如果家里面有榨汁机，可榨些生姜汁装到瓶内，每次想呕吐时喝一小口，先含于口内，之后缓缓吞下。

从古代开始，人们就认识到了生姜的止呕之功，甚至将生姜视为止呕圣药。那么生姜为什么可以止呕呢？因为生姜可有效地抑制肠胃运动，松弛胃肠道肌肉，进而缓解恶心、反胃。

曾有两位外国专家做过这样的试验，对存在妊娠呕吐的孕妇进行研究，孕妇被分成甲、乙两组，甲组每天服用1克生姜，乙组每天服用1克安慰剂（只存在心理安慰作用，没有疗效），试验4天。跟踪试验7天，结果显示，服用生姜的孕妇中87.5%的人恶心、呕吐的症状得到改善，而吃安慰剂的孕妇仅有28.5%的得到改善。

从这个试验中我们也能看出，生姜对妊娠期呕吐有非常好的缓解之功，不过提醒大家一点，只是"缓解"，而不是"去根儿"。因为妊娠期呕吐是怀孕引发的反应，怀孕之后，人体中的性激素水平会迅速上升，使得人体不能适应。

还好，多数怀孕女性恶心、呕吐的症状只出现在孕早期，等怀孕过一两个月后，呕吐也会逐渐消失。

生姜的主要作用就是最大限度地减轻恶心、呕吐症状。让孕妈妈们更"好过一些"。

产后疼痛，加味当归生姜羊肉汤

症状：产后疼痛

便宜方：加味当归生姜羊肉汤：取当归、黄芪少许，鲜羊肉500克，白芍药、桂枝若干，大枣100克。先将羊肉清洗干净，而后切成细片，和大枣一同下锅，倒入 3000 毫升清水，等到水沸后放入生姜，用纱布包裹好其他药物，放入锅中，开小火蒸煮 1 小时，之后加适量调味品调味即可，每天 1 次，连续服用 10 天。

记得当初表嫂生完表侄女后，由于失血过多，导致产后身体非常虚弱，稍微动一下就会大汗淋漓。产后一个月，表嫂因为着凉患上了重感冒，浑身关节酸痛，差不过一个星期之后，感冒已经痊愈，可浑身酸痛的症状仍然未得到缓解，让她觉得非常难受。

后来表嫂到医院就诊，一开始，医生还以为她患的是类风湿性关节炎，进行了抽血化验，可化验的结果并没有什么异常，让医生觉得非常疑惑，给她开了些止痛药缓解身体酸痛。

服用止痛药之后，症状有所缓解，可只要一停药，疼痛又会找上来，让表嫂更是苦恼了，总不能老是被这种酸痛困扰吧？

后来我去表嫂家探望表嫂，表嫂就将自己身体酸痛的事情告诉我。其实刚一见到表嫂我就觉得有些不对劲儿，觉得她不怎么精神，就连说话也没什么底气，面色发黄，皮肤无光泽，之后给她把脉，脉细弱无力。我根据表嫂叙述的病情，再参照她的检查结果，心中大概有了数。表嫂患的是"产后身痛"病，俗称"产后风湿"，甚至有人称其为产后中风、产后痹。

中医认为，生产过后人体气血双亏，风寒会乘虚进入人体，阻碍经络运行，导致筋脉关节失养，进而诱发全身关节、肌肉的酸痛。可是如果从现代医学的角度上看，却是很难治疗的。部分患者容易被误诊为类风湿关节炎、多发性肌炎。不过大多数情况下，检查无法察觉到异常变化，很难确诊。所以，只有从中医的角度治疗才比较可靠。我建议表姐平时做一道"加味当归生姜羊肉汤"来治疗产后身痛。

具体做法：取当归、黄芪少许，鲜羊肉 500 克，白芍药、桂枝若干，大枣 100 克。先将羊肉清洗干净，而后切成细片，和大枣一同下锅，倒入 3000 毫升清水，等到水沸后放入生姜，用纱布包裹好其他药物，放入锅中，开小火蒸煮 1 小时，之后加适量调味品调味即可，每天 1 次，连续服用 10 天。

产后身痛即产后外邪乘虚而入，使得脉络痹阻，治疗的过程中应当以益气补血、温经散寒、止痛通络为主。此药膳里面放的黄芪、羊肉、大枣都是滋补之佳品；当归、桂枝是温通血脉、补血活血之良药，配合白芍药的调和成分，非常适合女性产后服用。

不喜欢吃羊肉的朋友可以用鸡肉代替药膳中的羊肉，效果没有太大差别，而且鸡肉的口感更加鲜美，更容易被人接受。烹调的过程中可以交替使用两种肉，以免单吃某种肉类感到腻。

我回去之后，表姐一直坚持吃着我给她推荐的药膳，大概一个星期之后，表姐打电话告诉我说身上的疼痛已经缓解了很多。我让她继续服此药膳，又过了一个星期，表姐全身关节疼痛的症状就完全消失了，整个人变得更加精神，浑身更有劲了。

产后缺乳，就喝莴苣籽煎汤

症状：缺乳

便宜方：莴苣籽煎汤：取莴苣籽 25 克放入锅中，加适量清水煎汤，用白糖调服，每天服 2 次。

所谓缺乳，就是指产后乳汁少或无乳，乳汁分泌和乳母的精神、情绪、营养状况、休息、劳动等因素有关系。无论是哪种精神刺激，如忧虑、惊恐、烦恼、悲伤，均会减少乳汁分泌。

导致产后缺少的原因包括：过早给宝宝吃其他食品、喂食时间过短、药物影响、睡眠缺乏、压力过大等。

记得有一年夏季，有个产妇到诊所来看病，她告诉我，自己的孩子刚出生3个月，奶水就不够吃了。我看到那位女士的身上有很多红疙瘩，有的地方还被抓破，看样子像是被蚊子咬的，就问她："是不是最近没少受蚊子的折磨啊？"那位女士赶忙回答道："是啊，孩子出生之后，空调不敢开，蚊香不敢点，屋子里有蚊子，咬得我整夜睡不着，难道缺乳和这个也有关？"我回答道："和蚊子叮咬虽然没关系，不过和失眠有关系，蚊香不敢用，可以贴几贴驱蚊贴啊，不然话，你睡不好，身体各方面机能就会跟着受影响，乳汁的分泌就会不足，宝宝也吃不好啊。"

之后，我又给她推荐了个催乳小方—莴苣籽煎汤。具体做法：取莴苣籽25克放入锅中，加适量清水煎汤，用白糖调服，每天服2次。

我让她回去之后配合按摩膻中穴（位于两乳头连线中点，胸骨正上方）、乳根穴（乳头中央直下一肋间处）和少泽穴（小指根部外侧），每个穴位按摩3～5分钟。

那位女士回家之后，按照我的嘱咐，给自己和宝宝都贴了几帖驱蚊贴，又连续喝了几天莴苣籽煎汤，配合穴位按摩之法，乳汁就变得充足了。

此汤之中，莴苣籽里面钾元素的含量高于钠元素，利于身体中的水电解质平衡，能够促进排尿、乳汁分泌，所以可以治疗产后缺乳，促进乳腺泡分泌。

乳腺炎，鲫鱼杞叶解难题

症状：乳腺炎

便宜方：鲫鱼杞叶：取鲫鱼 280 克，连梗的枸杞叶 300 克，橘皮 6 克，生姜 3 片，精盐、料酒、胡椒粉各适量。先将鲫鱼清理干净，之后切成块状；枸杞叶清洗干净；锅中加适量清水，先放枸杞叶，开大火煮沸，之后开小火煎 15 ～ 20 分钟，过滤去渣，放入鲫鱼、橘皮、姜片、料酒，开小火煎半小时左右，调入适量精盐、胡椒粉，搅拌均匀即可。

随着现代女性工作、生活压力的增大，越来越多的女性朋友面临着乳腺炎的困扰。孩子的哺乳期是一年左右，而一般单位的产假只有三四个月，新妈妈们一般在休完产假后就去上班，这段时间挤奶水不方便，奶水憋在乳房里时间长了就会导致乳腺炎。

记得有一次，一位二十五六岁模样的女白领到我这里看病，她说自己刚刚生产半年左右，产假休了 3 个月，每天上班前用吸奶器吸好，就忙着上班去了。她从事的是经理助理的工作，每天都非常忙碌，加上她奶水比较多，没过多久，乳房就变得肿胀、疼痛，里面有硬块，而且伴随着发热、头痛症状。

她赶忙跑到诊所，问我有没有什么方法可以迅速治愈。我给她开了些消炎止痛的药，并且建议她每天早上空腹喝鲫鱼杞叶汤，这款汤有非常不错的通乳、避免乳房结块之功。那为什么要早上空腹喝呢？因为经过一夜消耗，此时胃肠道消化吸收功能最强，汤的功效可以发挥到最大。

鲫鱼杞叶汤的具体烹调方法为：取鲫鱼 280 克，连梗的枸杞叶 300 克，橘皮 6 克，生姜 3 片，精盐、料酒、胡椒粉各适量。先将鲫鱼清理干净，之后切成块状；枸杞叶清洗干净；锅中加适量清水，先放枸杞叶，开大火煮沸，之后开小火煎 15 ～ 20 分钟，过滤去渣，放入鲫鱼、橘皮、姜片、料酒，开小火煎半小时左右，调入适量精盐、胡椒粉，搅拌均匀即可。

那位女士回家之后按照我教给她的方法喝了几天的汤，奶水顺畅多了，奶汁也比之前浓了不少，乳房胀痛感消失了。

此汤之中的鲫鱼有健脾利湿、活血通络、温中下气之功，不过要注意一点，鲫鱼一定要买新鲜的，通乳之功更强。烹调鲫鱼的过程要将鲫鱼的咽喉齿去掉，因为这个部位非常容易淤积脏东西。烹调以前，先将鲫鱼放入油锅中稍微煎一下，这样能够让汤的味道更鲜美。鲫鱼性平，常食也不会导致上火。此汤之中的枸杞叶在普通的药店就能买到，有补肝益肾、生津止渴、祛风除湿、活血化瘀之功，与鲫鱼搭配在一起，有非常好的消炎之功。

这款汤不仅适合产妇喝，而且适合孩子喝，能够辅助治疗小儿腮腺炎、结膜炎等。上了年纪的人喝此汤能够治疗血脉淤堵导致的手脚发麻、记忆力降低、心慌、心悸等。

阴道干涩，熬点黄豆猪肝汤

症状：阴道干涩

便宜方：黄豆猪肝汤：取黄豆 150 克，猪肝 100 克，盐、姜片、葱末、香油各适量。先把黄豆清洗干净，放到清水里浸泡 4 ~ 8 小时，泡发后捞出，清洗干净；猪肝清洗干净后去血水，切为薄片，和黄豆一同放到砂锅里，倒入适量清水，开大火煮沸，撇掉上面的浮沫，转成小火继续熬，调入适量盐、姜片、葱末，继续炖 1 小时左右，熟烂后淋上几滴香油即可。

记得有一次，诊所里来了位"神秘"女性，30 岁出头的模样，长得很端庄。她来的时候诊所里只有一两个人，可她一直说等一会儿，就这样等到下午五六点钟诊所里没人她才凑上前来，跟我说自己每次和老公行房事的时候都会遭遇尴尬，每次都想让自己进入状态，但每次都不能很好地配合，性交过程中会有疼痛感，老公也不舒服。她问我有没有什么办法帮她改善阴道干涩问题。

其实，导致阴道干涩的问题主要有两个：体内性激素分泌不足，特别是对于邻近绝经的中老年女性来说；体内维生素 B2 缺乏。维生素 B2 又叫核黄素，身体内若缺乏这种成分，会使得皮肤黏膜受损、细胞代谢失调，不但皮肤会觉得干涩，身体也会变得干燥，阴道分泌物减少，不湿润。

想要湿润阴道，平时要多吃些富含维生素 B2 的食物，如橘子、橙子、奶类、蛋黄、香菇紫菜等。干涩严重者，可服些维生素 B2，每天服 3 次，每次服 10 毫克，直到症状得到改善即可停药。

我根据那位女士描述的情况确定她出现的阴道干涩为维生素 B2 缺乏所致，所以我给她推荐了一款黄豆猪肝汤。

具体做法：取黄豆 150 克，猪肝 100 克，盐、姜片、葱末、香油各适量。先把黄豆清洗干净，放到清水里浸泡 4 ~ 8 小时，泡发后捞出，清洗干净；猪肝清洗干净后去血水，切为薄片，和黄豆一同放到砂锅里，倒入适量清水，开大火煮沸，撇掉上面的浮沫，转成小火继续熬，调入适量盐、姜片、

这样吃 养身防大病

064

葱末，继续炖1小时左右，熟烂后淋上几滴香油即可。每个星期吃 1 ～ 2 次，连续吃 4 ～ 5 个星期。

这道汤中，猪肝富含维生素 B2，有增加体液、润滑阴道之功；黄豆中富含大豆异黄酮，可以和女性身体中的雌激素受体结合，双向调节雌激素，经常吃黄豆猪肝汤不但能改善阴道干涩，还可调治更年期综合征引发的潮热汗出、心慌抑郁等症。外阴道干涩的女性可以每天晚上喝些豆浆，效果显著。

那位女士回家之后，按照我教给她的方法连续吃了 3 个星期后，打电话告诉我效果显著，行房事的过程顺畅多了，皮肤也滋润多了。

恶露不止，就喝蒲公英茶

症状：恶露不止

便宜方：蒲公英泡茶：取蒲公英 30 克放到干净的杯子内，倒入适量热水冲泡后服用即可。

恶露不止即女性产后恶露持续 20 天以上却仍旧淋漓不尽。产后恶露不止的主要诱因包括：冲任为病、气血运行失常。

一般情况下，恶露会在产后一个星期左右停止，不过有的产妇会持续两三个月仍然恶露不止，恶露为淡红色、白色、淡黄色等。

到医院就诊，医生通常会给患者开些抗生素类药物，或是让患者做清宫术，不过清宫术对于女性朋友身体的伤害比较大。

记得有一次，一位老婆婆来到诊所，她告诉我，自己的儿媳已经生产两个月了，可仍然恶露淋漓不尽，问我有没有什么办法可以帮她止住恶露。

我对老婆婆说："你回家之后，取 30 克蒲公英放到干净的杯子中，倒入适量热水冲泡，让你儿媳妇服下，每天喝两三次，每 10 天为一疗程，大概喝一疗程恶露就会消失，连续喝上两个疗程疾病即可痊愈。"

老婆婆回去之后，按照我教给她的方法每天给自己的儿媳泡蒲公英茶，大概半个月左右，儿媳的恶露就止住了。

一般来说，恶露不止与细菌感染有关。生过孩子之后，女人的身体会变得非常脆弱，受到重大伤害，胎盘剥落会使得子宫出现伤口、创面；胎儿娩出的过程可能会撕裂宫颈口和会阴；而剖腹产会大伤女人之元气……

出现创面，细菌感染就是顺水推舟的事情了，使得子宫长时间得不到修复，血液、细菌、黏液等就会从阴道里排出，出现恶露不止。

蒲公英味甘苦，性寒，无毒。里面含有蒲公英甾醇、蒲公英素、蒲公英苦素等成分，古代医书里面有记载，蒲公英有清热解毒、消肿散结、利尿通淋之功。现代药理学研究证明，蒲公英的抗菌消炎功效非常强，常用在各种妇科疾病的治疗过程中。在治疗急性乳腺炎、盆腔炎、输卵管炎、阴道炎的中药方剂里面也常常添加蒲公英。

虽然如今的医学、科技比价发达，为了避免感染，促进子宫修复，常常会给产妇用些抗生素类药物，不过抗生素的滥用却导致细菌出现耐药性。所以，即便生产过后应用抗生素，还是可能会出现恶露不止，使用蒲公英不会产生任何毒副作用，也不会增加细菌耐药性，并且具有不错的疏通乳腺管、促进乳腺分泌之功，特别适合产后的妇女食用。

第三章

男性疾病便宜方，
强身健体不一定非要大手笔

前列腺炎，薏苡仁酒让你更轻松

症状：前列腺炎

便宜方：薏苡仁酒：取薏苡仁500克，红曲10克，粱米1千克，把粱米、薏苡仁淘洗干净，而后把薏苡仁研成细末，将红曲、粱米按照常法酿酒成酒后饮用即可。

记得有一次，一位60多岁的老人到我这里看病，他告诉我，自己几年前患上了前列腺炎，四处求医，吃了不少药，就连电台里广播的偏方都试过了，可就是没有什么效果。

今年他觉得症状比往年加重，明显尿频，憋得难受，我给他开了些清热利湿利尿的药物，同时嘱咐他回家之后给自己泡上一坛子的薏苡仁酒，有健脾益肾、胜湿利尿之功，非常适合前列腺疾病的患者饮用。

具体做法：取薏苡仁500克，红曲10克，粱米1千克，把粱米、薏苡仁淘洗干净，而后把薏苡仁研成细末，将红曲、粱米按照常法酿酒，成酒后饮用即可。每天饮2次，每次饮15～20毫升。

老人回去之后，按照我教给他的方法泡药酒，饮用一段时间之后，小便畅通了不少，而且排尿次数也没有那么多了。

此药酒方里面的薏苡仁性凉，味甘、淡，归脾经、胃经和肺经，有健脾渗湿、除痹止泻之功。薏苡仁酒性偏寒凉，有利水渗湿、清热排脓、除痹止痛之功，可治疗小便不利、水肿、脚气、肺痈、肠痈、风湿痹痛、筋脉挛急、湿温病等。

梁米就是一种类似小米的谷物，市场上非常容易买到，味甘、性微寒，归脾经和胃经，有健脾益气、涩精止泻、利尿通淋之功，可治疗脾虚食少、烦热、消渴、泻痢、淋证等。因此，对于前列腺疾病出现的尿路不畅等问题也非常有好处。

通过我的分析大家应该不难看出，此酒方之中的主要食材都有利尿通淋、补益肾气之功，因此对于前列腺疾病的防治非常有益。不过脾约便难的人忌服，孕妇慎服，最好遵医嘱饮服。

慢性前列腺炎，常喝山楂水

症状：慢性前列腺炎

便宜方：山楂水：每天取 100 克山楂，放到干净的容器中，倒入适量开水泡水，代替茶来饮用。

慢性前列腺炎可以分成细菌性前列腺炎和非细菌性慢性前列腺炎。临床上，细菌性慢性前列腺炎占 10% 以内，非细菌性慢性前列腺炎占 90% 以上。本节主要介绍的是非细菌性慢性前列腺炎。

记得有一年回老家，去儿时的老师家探望，老人姓张，六十出头，在村里德高望重。多年未见，老人跟我说了很多话，一转眼一下午的时间就过去了。聊天的过程中我注意到一个现象，老人去了好几次厕所，似乎有些尿频，不过出于礼貌问题，也就没多问。

老人知道我在外行医，临走前说出了让自己苦恼了多年的疾病。原来老人患上了慢性前列腺炎，常常腹部疼痛，并且伴随着尿急、尿频症状。曾经到医院就诊，也打过针、吃过药，虽然每次都能让自己过上几天"好日子"，可反复发作的疾病让老人头痛不已。

我给老人推荐了个便宜、简单而有效的偏方—山楂泡水。

具体做法：每天取100克山楂，放到干净的容器中，倒入适量开水泡水，代替茶来饮用。

老人喜欢抽烟喝酒，我告诉他，吸烟为诱发慢性前列腺炎的重要因素，而过度饮酒易导致前列腺水肿性肿大。

从那之后，老人一直喝山楂泡水，并且按照我的嘱咐戒掉了烟酒，几个月之后，当我再次回到老家时，老人告诉我他之前的不适症已经消失，如今的生活安逸多了。

此方剂之中，山楂中含有槲皮素，有抗水肿、消炎、促进尿道平滑肌松弛等作用，可以修复慢性前列腺炎。

国外有个著名实验：将患者随机分成两组，两组都发药片，外观没什么区别，口感也一样，一组服槲皮素，另一组服淀粉安慰剂，无疗效。两组患者连续服药一个月后，吃槲皮素患者的治愈率是70%。

山楂泡水不但能够治疗慢性前列腺炎，还可开胃、降脂，适合长期饮用。其实，除了山楂，银杏叶、绿茶、洋葱等中均含有槲皮素，平时适当增加此类食物的摄入对慢性前列腺炎的防治也有一定的帮助。

还可通过按摩的方法辅助治疗慢性前列腺疾病：每天按摩小腹，起床时、睡觉前，排净尿液后平躺在床上，平卧屈腿，放松腹部，之后搓热双手，右手平放在肚脐下方，左手按在右手上，沿着顺时针的方向缓缓按揉，每天按揉 50 次以上。

这种方法可刺激腹部，进而缓解前列腺炎症，坚持按揉，不但能治疗慢性前列腺炎症，还可舒畅身心。

湿热下注型前列腺炎，就吃素炒丝瓜

症状：湿热下注型前列腺炎

便宜方：

1. 蒲公英粥：取粳米 100 克，蒲公英 90 克。蒲公英清洗干净后切碎，放入锅中，加适量清水煎汁，过滤取汁，和淘洗干净的粳米一同熬粥。

2. 素炒丝瓜：取丝瓜 250 克，清洗干净后切成片状；将锅置于火上，倒入适量植物油，油温烧至六成热时，倒入丝瓜煸炒，等到丝瓜将熟时调入适量盐即可。

如今，男性朋友们的应酬越来越多，过度饮酒、房事不节的现象普遍存在，进而导致湿热内生，蕴在精室外感毒热之邪，久而久之引发前列腺炎，此即为湿热下注型前列腺炎，中医在治疗此病时，常常会给患者推荐食疗的方法。

湿热下注型前列腺炎多是慢性前列腺炎的急性发作期，主要表现为：小便淋涩赤痛，少腹拘急，会阴部胀痛，尿道口白浊，舌苔黄腻，脉滑数，这种类型的前列腺炎多出现在患病时间短，身体状况较好的人身上，此类患者通常没有肾虚症状。中医认为此病为体内湿热过盛，淤积在肾和膀胱而引发，治疗的过程中以清热利湿、通利水道、化淤通窍为主，这样一来，疾病就能逐渐好转。如果此时用补肾之法治疗疾病，不仅不能治愈，还会加重病情。

湿热型慢性前列腺炎患者可以熬些蒲公英粥喝。

具体做法：取粳米100克，蒲公英90克。蒲公英清洗干净后切碎，放入锅中，加适量清水煎汁，过滤取汁，和淘洗干净的粳米一同熬粥。

此药膳之中的蒲公英是多年生药食兼用的植物，有清热解毒、消肿散结、利尿之功，能够治疗尿路感染等。经常吃蒲公英，可以很好地治疗尿黄、尿混浊、尿频、尿急、尿道灼热、阴囊潮湿等症。吃蒲公英粥还能辅助治疗前列腺炎。不过，蒲公英性寒，体质虚寒者不宜食用。

还有一款药膳方也是非常不错的，适合湿热下注性前列腺炎患者食用，这道药膳就是素炒丝瓜。

具体做法：取丝瓜250克，清洗干净后切成片状；将锅置于火上，倒入适量植物油，油温烧至六成热时，倒入丝瓜煸炒，等到丝瓜将熟时调入适量盐即可。

丝瓜的营养价值非常高，全身都能入药，味甘、性凉，有清热化痰、凉血解毒、解暑除烦、通经活络之功，不仅味道鲜美，常食还能治疗尿急、尿频、会阴和小腹胀痛等湿热内盛、经络不通等症。

前列腺肥大，喝冬瓜籽黑木耳秦皮汤

症状：前列腺肥大

便宜方：冬瓜籽黑木耳秦皮汤：取冬瓜籽 30 克，黑木耳、秦皮各 15 克，一同放入锅中，加适量清水煎汁，每天服 2 次。

前列腺肥大又被称作良性前列腺增生症，为前列腺明显增大而影响老年男性健康的常见疾病。此症的发生一般和内分泌系统有关，主要为前列腺内层尿道腺、尿道下腺上皮细胞、基质增生、腺泡囊性扩张、结缔组织和平滑肌节样增生引发的。

前列腺肥大容易出现在老年男性身上，病程发展很长，最开始症状不明显，容易因为忽略而诱发严重后果，应当及早发现、及早治疗。

前列腺肥大的早期信号主要包括：尿频、排尿费力、血尿、性欲亢进，对于男性朋友来说，一旦出现上述信号，就要立即到医院进行诊断。

来诊所医治前列腺肥大症的人并不在少数，对于此症，我主张"治疗为辅，调养为主"，嘱咐患者规范自己的日常生活，同时为他们推荐适当的药膳治疗此症。

前列腺肥大的患者平时应当避免吃辛辣刺激性食物、避免饮酒，多吃新鲜水果、蔬菜、粗粮、大豆制品，适当吃些牛肉、鸡蛋；尽量避免吃燥热性食物；不要因为尿频而减少饮水量，不能憋尿，多喝水能稀释尿液，避免引发泌尿系统感染、膀胱结石。

饮水最好喝凉开水，少喝浓茶，同时保持舒畅的心情。规律生活、均衡饮食，让内分泌正常运作，对疾病的恢复大有益处。

我为此类患者推荐的药膳方为冬瓜籽黑木耳秦皮汤。具体做法：取冬瓜籽30克，黑木耳、秦皮各15克，一同放入锅中，加适量清水煎汁，每天服2次。

此药膳方之中，冬瓜籽富含多种矿物质；秦皮中含秦皮素，有利尿之功；黑木耳可提升机体免疫力。三者搭配在一起，能够缓解内分泌异常导致的前列腺肥大。此方之中的秦皮有非常好的利尿之功，经常用于改善前列腺肥大导致的排尿困难。

肾炎水肿，桑葚酒可利尿补虚

症状：肾炎水肿

便宜方：桑葚酒：取新鲜成熟的桑葚5000克，糯米5000克，酒曲适量，将桑葚清洗干净，绞汁，煮沸晾温；酒曲研成粉末；糯米加水煮成米饭，等到温度降至30℃时，放入酒曲粉，用桑葚汁调和均匀，一同放到瓷瓮里面，密封，21天后，过滤去渣，取酒密封。

肾炎是一种复杂疾病。从中医的角度上说，肾炎的出现和肾虚、脾肾不足、肺肾不足、肝肾不足，复感风邪，如风热、风寒、风湿、湿热、热毒、湿毒等。和"肾亏"是不同的。中医在治疗肾炎时，讲究的是辨证施治，可能伴随着肾虚，不过肾虚不一定患有肾炎。

曾经有位患者到诊所来看病，他患的是肾炎，已经出现了水肿，他以为自己出现的症状为肾虚所致，于是自行买来"肾宝"、"三鞭丸"等补肾壮阳药物，结果不但没有痊愈，反而更加严重，经过抢救治疗才得以保命。如今病情已经得到控制。

患者问我有没什么方法可以巩固治疗，以免症状加重。我给他推荐了桑葚酒。

具体做法：取新鲜成熟的桑葚 5000 克，糯米 5000 克，酒曲适量，将桑葚清洗干净，绞汁，煮沸晾温；酒曲研成粉末；糯米加水煮成米饭，等到温度降至 30℃时，放入酒曲粉，用桑葚汁调和均匀，一同放到瓷瓮里面，密封，21 天后，过滤去渣，取酒密封。每天 2 ~ 3 次，每次饮服 30 毫升。

此药酒方之中桑葚能入药，可食用，从中医的角度上说，桑葚味甘酸，性微寒，可入心经、肝经和肾经，是滋补强壮、养心益智的佳品，有补血滋阴、生津止渴、润肠燥之功，可治疗阴血不足引发的头晕目眩、耳鸣心悸、烦躁失眠、腰膝酸软、须发早白、消渴口干、大便干结等症，非常适合肾炎水肿的患者食用。

用桑葚和糯米一同酿酒，有温补强壮、补中益气、健脾养胃、止虚汗、除水消肿之功。老人回家之后，按照我教给他的方法泡酒，饮用一段时间之后，自觉症状减轻。

肾虚腰酸，吃点杜仲炖猪腰

症状：肾虚

便宜方：

1. 杜仲炖猪腰：取杜仲 30 克，猪腰 1 个，将猪腰处理干净，和杜仲一同放到一个干净的碗内，调味，之后将碗放到蒸锅中，蒸至猪腰熟透，去掉杜仲，吃猪腰即可。每星期吃一次，每 4 个星期为一疗程。

2. 取杜仲 50 克，白酒 500 克，先把杜仲研成粉末，之后放到酒中浸泡，密封一个星期后就能饮用了，每天喝 2 次，每次一小杯，每 4 个星期为一疗程。

肾虚即肾脏精气阴阳不足。肾虚可以分成很多种，最常见的是肾阴虚和肾阳虚。其中，肾阳虚为寒证，主要症状包括：腰酸、四肢冰冷、畏寒、水肿，性功能不好也会引发肾阳虚。肾阴虚为热证，主要症状包括：腰酸、燥热、盗汗、虚汗、头晕、耳鸣等。人在出现肾虚时，不管是肾阴虚还是肾阳虚，都会降低人体免疫功能。

记得有一次，一位六十多岁的老人到我这里看病。他告诉我，自己已经被腰腿痛折磨好几年了，这些症状反复发作，苦不堪言。这些年到很多医院看过，吃过西药，可每次都是暂时缓解疼痛，过不了多久疼痛又会发作。

我对老人进行了望闻问切的诊断，得知他患的是肾脏衰弱，他所出现的腰痛感以酸软为主，浑身乏力，每次腰痛发作时，他只有用拳头捶打腰部才觉得舒服些。并且，他常常觉得腰膝酸软。我给老人推荐了个既便宜又有效的方法—杜仲炖猪腰。

具体做法：取杜仲 30 克，猪腰 1 个，先将猪腰处理干净，和杜仲一同放到干净的碗中，调味，之后将碗放到蒸锅中蒸至猪腰熟透，去掉杜仲，只吃猪腰。每个星期吃一次，每 4 个星期为一疗程。

猪腰的清理是个主要的过程，最好将上面颜色较深的地方除去，将剩下的部分切成条状，放到干净的碗中，用食盐、料酒、蒜姜末拌匀，5分钟之后把渗出的血水清理干净，加适量白糖搅拌均匀，再过5分钟取出，放到水中清洗干净，以祛除猪腰里的膻味。

老人回家之后，按照我教给他的方法连续吃了8个星期，效果显著，腰痛症状基本消失，之后他经常吃此药膳，腰痛症状就再也没有发作过。

从中医的角度上说，肾为腰之府，所以，无论是肾阳虚还是肾阴虚都易出现腰部不适，而腰痛的出现也会让很多人联想到肾脏。一般来说，肾虚引发的腰痛会反复疼痛，按揉腰部疼痛会减轻，而且觉得腰膝酸软。

中医上有"以形补形"之说，而猪腰确实有补益肾脏之功，不过此方剂之中，起重要作用的是杜仲，猪腰起的是补益肾气之功。中老年出现的肾虚腰痛很可能和西医里面的老年骨质疏松有关，而杜仲中含有合成骨细胞的活性物质，能够有效预防骨质疏松。

好喝酒的老人可以泡些杜仲酒，具体做法：取杜仲50克，白酒500克，先把杜仲研成粉末，之后放到酒中浸泡，密封一个星期后就能饮用了，每天喝2次，每次一小杯，每4个星期为一疗程，注意，不能贪杯。

男子阳痿，就喝鲜虾炒韭菜

症状：男子阳痿

便宜方：鲜虾炒韭菜：取鲜虾250克，鲜嫩韭菜100克，醋适量，植物油、黄酒、酱油、生姜丝各少许。先将鲜虾清洗干净，取仁；韭菜清洗干净后切成段状；将锅置于火上，倒入适量植物油，煸炒虾仁，之后调入醋等调味品，稍烹即可；放入韭菜，煸炒至嫩熟，烩入虾仁即可。

阳痿，就是指有性欲要求时，阴茎无法勃起或勃起不坚，或虽有勃起、有一定硬度，却无法维持一定的性交时间，进而妨碍性交或无法完成性交。

导致阳痿的原因主要包括：精神因素，比如，夫妻间感情淡漠，或由于某种因素心情紧张，均会导致阳痿。若性交次数太多，导致勃起处在紧张状态，时间久了，就会出现阳痿；生理因素，如阴茎勃起中枢出现异常。某些重要器官，如心、肝、脾、肺、肾等患上严重疾病，特别是长期癌症，都会影响到性生理的神经控制。

生理方面的因素又可以细分为以下几方面：泌尿生殖器畸形、泌尿生殖器疾病、内分泌疾病、神经精神疾病、心血管疾病和药物影响。阳痿可以分成轻、中、重三种。

其中，轻度阳痿，性要求基本正常，受异性刺激后可较轻快勃起；手淫能引起勃起；行房时阴茎可勃起，不过不能持久，或是要借助手才可进入阴道；阴茎勃起不坚；性交频率降低；性快感一般。

中度阳痿，性要求减弱；刺激性敏感区阴茎勃起反应慢；受异性刺激后无法立即勃起；手淫后阴茎勉强能勃起；房事过程中阴茎常无法勃起，或虽然可以勃起却无法持久；房事过程中阴茎无法进入阴道；勃起角度低于90°，硬度非常差；性交频率显著减少，性快感显著减退。

重度阳痿，性欲消失，不管如何刺激性敏感区，接受异性刺激、手淫，阴茎都不作反应。房事过程中阴茎不能勃起，无法进入阴道；阴茎没有勃起角度、硬度；性交活动基本停止，没有性交快感。

从这里我们不难看出，判断阳痿程度，只要综合考虑是否可以勃起、勃起后硬度、性欲、性反应、性快感等就可以了。

曾经有很多出现阳痿症状的患者来我这里看病，症状较轻者，我一般会给他们推荐鲜虾炒韭菜。

具体做法：取鲜虾 250 克，鲜嫩韭菜 100 克，醋适量，植物油、黄酒、酱油、生姜丝各少许。先将鲜虾清洗干净，取仁；韭菜清洗干净后切成段状；将锅置于火上，倒入适量植物油，煸炒虾仁，之后调入醋等调味品，稍烹即可；放入韭菜，煸炒至嫩熟，烩入虾仁即可。每天吃 1 剂，可常食。此菜肴有补虚助阳之功，适合阳痿、不育症、不孕症患者食用。

男子遗精，就吃猪腰韭菜籽

症状：男子遗精

便宜方：猪腰韭菜籽：取猪腰 1 个，切开后放入 10 克韭菜籽，缝好，蒸熟，之后切碎，调和油盐食用，每天吃 1 个。

男子遗精属于生理现象，主要表现为：精液不因性交自行泄出，中医把精液自遗现象称作遗精或失精，多为肾虚、精关不固、心肾不交、湿热下注等因素所致。西医认为其可出现在包茎、包皮过长、尿道炎、前列腺疾患等症上。

总结起来，出现遗精的原因主要包括：心理因素、性刺激环境影响、纵欲手淫、过度疲劳、炎症刺激、物理因素。

记得有一次，一位年近四十的男性朋友来我这里看病，我问他哪里不舒服，他有些不好意思，等诊所里的人全都离开后他才告诉我，他患上了遗精。

那位男士是某公司的总经理，公司事务繁忙，日理万机，久而久之，身体上显示出了多种不适，最近还出现了遗精。清晨醒来时精自滑出，同时伴随着精神萎靡、头晕耳鸣、失眠多梦、精神疲乏、腰膝酸软，记忆力也不像从前那样好了。

考虑他的情况，我断定他是过度从事脑力劳动，使得身体变得疲惫，睡眠深沉，大脑皮质下中枢活动加强引发的。

他的遗精症状出现的时间不长，也不算严重，我给他推荐了一款药膳—猪腰韭菜籽，能够治疗他所出现的遗精。

具体做法：取猪腰 1 个，切开后放入 10 克韭菜籽，缝好，蒸熟，之后切碎，调和油盐食用，每天吃 1 个。连续吃四五个。

大概一个星期之后，那位患者前来复诊，说自己的遗精现象已经消失，睡眠踏实多了，精神倍增。

中国有句俗语，叫"吃什么补什么"，其实，遗精就是肾虚，而猪腰就是猪肾，因此吃猪腰有补肾之功。猪腰和韭菜籽都是壮阳、补肾之品，二者同食，能够有效治疗遗精。

男性脱发，服用黑芝麻桑叶丸

症状：脱发

便宜方：黑芝麻桑叶丸：取黑芝麻 500 克，炒熟；干桑叶 60 克，一同研成细末，用蜂蜜调和成杏核大小的丸状，每天早晚分别服 1 丸，坚持服用即可看出效果。

对于男性朋友来说，脱发是一件非常让人苦恼的事情，很多男性朋友一过四十，甚至二三十岁就开始脱发，不是前秃，就是秃顶，严重影响到男人的形象问题。

生活中，我们常常会看到这样的男性朋友，他们的头发稀疏、没有光泽、发黄、发软，慢慢地额顶部出现光秃或有些绒毛，不仅影响形象，看起来还有些苍老，给生活、求偶、面试带来了很大的阻碍。

中医认为，肾藏精，若一个人肾气充足，头发就会乌黑光亮；反之，头发枯槁、脱落。头发的生长要依赖血液的濡养，不过头发的生机根源是肾气，精血同源，二者相互转化，因此，肾虚会导致精血不足，无法向上到达头顶，使得头发不能得到充足养分，引起脱发。

一个人每天掉头发在 60 ~ 80 根属正常范围，头发有自己的寿命，长到一定程度时会老死，在梳头、洗头时会出现较多头发，因为处在休止期尚未脱落的头发受牵拉脱落，是正常的生理性脱发。如果一个人每天脱发数目超过 100 根，或突然性大量脱发，致使头发逐渐稀疏，此时就属于病态脱发。

出现脱发、秃顶的男性不在少数，对于此类男性，我通常会给他们推荐黑芝麻桑叶丸。

具体做法：取黑芝麻 500 克，炒熟；干桑叶 60 克，一同研成细末，用蜂蜜调和成杏核大小的丸状，每天早晚分别服 1 丸，坚持服用即可看出效果。

此药方之中，黑芝麻味甘、性平，归肝经、肾经，有补肝肾、益精血之功，可治疗肾虚引发的须发早白、脱发，而且黑色入肾，可直接到达肾脏，改善肾阴虚；桑叶为桑科植物桑的干燥叶，味苦、甘，性寒，有补骨髓、填肾精之功，脱发多为肾阴虚引发的精血不足，因此用桑叶能填肾精，促进生发长发，中医常用桑叶祛风敛汗、平肝明目，自古就有用桑叶长头发的方剂。

除了药膳方，还可以配合按摩的方法促进生发，具体做法：轻轻地上下按摩颈动脉附近，也就是耳朵下面颈部颈动脉搏动处；轻轻地按摩头部两侧，耳上部位；均匀地按摩后脑枕部。按摩以前要先洗净双手，动作轻柔，每天早晚分别做一次，坚持不懈，能够促进血液循环，改善毛囊营养，促进生发。

不过提醒大家注意，上述方法仅适合肾虚型脱发，发现脱发后应当先到医院化验，确定脱发的原因，辨证施治，才能从根本上治疗脱发。

肾阳虚引发的不育，多吃生蚝

症状：肾阳虚引发的不育

便宜方：多吃生蚝

记得有一年，一对年轻夫妇来到诊所就诊，两人告诉我，他们已结婚3年，从未做过任何避孕措施，却始终没有孩子，不知道是什么原因。我让她们先到医院做了些相关检查，以确定究竟是谁出了问题，检查结果显示，没有孩子主要是男方精子少所致。

我看那位男士身形消瘦，对他进行望闻问切的诊断后，发现他有些肾阳虚。那位男士说，自己从小就身体虚弱，动不动就生病，结婚之后就和妻子离开农村，到城里打工，他所做的工作非常辛苦，所以一直到现在身体状况也不是很好。

考虑到他的家境不是太好，喝中药又太贵，我就给他推荐了个有效，而且相对来说比较便宜的方子—吃生蚝。可以根据个人喜好选择生蚝的烹调方法，煮、煎、烤都可以。我建议他坚持长期服用，每天要吃上一两个就可以了。

生蚝又名牡蛎，其主要功效为：强身健体、益肾壮阳，现代研究也证明了其功效。生蚝中富含锌元素，为所有食物里面含锌最高的。我们平时所吃的普通食物，如大米、白面等素食，锌含量非常低，因此，若平常只吃这些素食，身体就会缺乏锌元素。哪怕是吃鸡蛋、猪肉等荤菜，锌含量还是和生蚝里面的锌含量有很大差距的。除了锌，生蚝里面还富含硒元素，锌、硒这两种元素都可治疗少精症。

研究发现，锌在生殖器官发育、性功能完善的过程中起着重要作用，前列腺、精液中只有富含锌才可让精子更具生命、活力。反之，不但容易导致睾丸萎缩，精子生长异常、性能力减弱；还会降低男性雄性激素含量。硒可减少有害物质对精子的伤害，进而确保精子的活力。

吃生蚝还能够提升人体免疫能力，这和生蚝当里面丰富的锌是分不开的。人体中一旦缺少锌，免疫力就会下降，通过补锌能够提升抵抗力，降低感冒感染的概率，进而强健身体，体弱多病者适当补锌也能提升其抵抗力。

夫妇俩听完我的叙述非常开心，回去之后每天都吃上两个生蚝，一段时间之后，那位男士打电话来告诉我，自己的身体状况已经有所改善，整个人比以前精神了很多，大概一年之后，我进行回访时，他告诉自己的妻子已经怀孕。

可能有人会说，既然吃生蚝有这么多的好处，可不可以每天多吃一些呢？其实大可不必，因为一个人每天吃两个生蚝就已经可以满足身体所需了。而且，体内的锌浓度太高反而对身体健康不利，不是有句话叫"物极必反"吗？说的就是这个道理。

第四章

老年疾病便宜方，
轻松帮助老人解除晚年病痛

小便癃闭，常喝黄芪鲤鱼汤

症状：小便癃闭

便宜方：黄芪鲤鱼汤：取生黄芪 60 克，糯米 30 克，姜 5 克，大鲤鱼一条；将大鲤鱼宰杀后清理干净；生黄芪、糯米、姜分别清洗干净；将洗净的糯米放到鱼腹内；将锅置于火上，倒入适量植物油，油热后，用姜将鲤鱼爆至微黄；将鲤鱼、黄芪一同放到锅中，倒入适量清水，开大火煮沸，之后转成小火继续煮 3 小时左右，调味即可。

癃闭容易出现在上了年纪的人身上，通常男性一过 50 岁就容易患上此病。癃闭实际上就是膀胱出了问题。膀胱的主要作用是储存尿液，体内津液气化成尿液排出体外，一旦膀胱出了问题，这个过程就会变得不顺利。让膀胱出现毛病的是肾，肾气不足，则气不化水，使得膀胱气化失调，形成癃闭。此类癃闭患者的主要症状为：小便不通或小便点滴不爽，排出无力，并且伴随着面色苍白、怕冷、腰膝酸软无力、神气怯弱等症。

肾气不足会引发癃闭，癃闭时间久了会反过来危害肾脏健康，长时间的癃闭会导致肾中积水增加，诱发肾萎缩甚至肾功能消失。症状轻时会影响输尿管道，出现严重的尿频、尿急等症，甚至诱发尿毒症。因此，罹患癃闭一定要及时诊治。对于癃闭症状较轻的患者，我通常会给他们推荐黄芪鲤鱼汤。

具体做法：取生黄芪 60 克，糯米 30 克，姜 5 克，大鲤鱼一条；将大鲤鱼宰杀后清理干净；生黄芪、糯米、姜分别清洗干净；将洗净的糯米放到鱼腹内；将锅置于火上，倒入适量植物油，油热后，用姜将鲤鱼爆至微黄；将鲤鱼、黄芪一同放到锅中，倒入适量清水，开大火煮沸，之后转成小火继续煮 3 小时左右，调味即可。

鱼汤是滋补身体的佳品，特别是对于患病卧床的人来说。做鱼汤的常用鱼是鲤鱼，鲤鱼被誉为"药中上品"，可以治疗小便不利、不通等症，而且鲤鱼入肾经，能够补益肾气。

药膳之中的黄芪有利尿、补五脏之虚的功效。二者搭配，一个利尿，一个补气，一举两得。不过提醒大家注意，这里所用的黄芪是黄芪晒干后的切片，即生黄芪。

配合按摩的方法有助于黄疸更迅速地消失，下面再来为大家介绍一种按摩方法—按揉中极穴。

具体做法：泡热水澡的时候，水深至少浸过趾骨联合处 10 厘米以上，水温控制在 43 ～ 48℃，水中可加入适量高锰酸钾杀菌，防止感染，患者坐进去之后，用食指、无名指、中指指面在中极穴（位于肚脐正下方 4 寸处）处进行有规律的环形按摩，用力之处应当随腕关节连同前臂做盘旋运动。每天坐浴 1 ～ 2 次，每次 15 ～ 20 分钟，按摩频率为每分钟 100 ～ 120 下。

中极穴为治疗生殖器官疾病的要穴，经常按摩中极穴可行气活血、开通闭塞，让膀胱气化有权，小便变得畅通。

冠心病，试试醋泡黑豆

症状：冠心病

便宜方：醋泡黑豆：取黑豆 500 克，醋 100 毫升，先将黑豆炒 20～25 分钟，注意不能炒焦，冷却后装到玻璃瓶中，倒入醋浸泡，密封一个星期之后即可食用。每天早晚分别吃 6 粒。

冠心病一般指冠状动脉粥样硬化性心脏病，为冠状动脉血管出现粥样硬化病变而导致的血管狭窄或阻塞，导致心肌缺血、缺氧、坏死而诱发的心脏病。

记得有一次，一位老大爷来到诊所看病，老人家告诉我，自己的身体状况一直不错，可是前几天突然牙痛的非常厉害，疼了一天一夜都没能缓解，赶忙到医院治疗。医生对其牙齿进行了一番检查，发现没有龋齿、牙周炎，牙龈也正常，检查了一个多小时也没查出牙痛的原因。之后转诊到内科，进行一番详细诊断后，得出这样的结果：牙痛可能为心绞痛发作反射引发的。

在医生的建议下，老人做了心电图检查，检查结果一出来老人就傻眼了，的确患上了冠心病。为了避免心脏冠状动脉进一步狭窄，医生给老人开了降脂药和阿司匹林，嘱咐他回家之后按时服药。

老人的胃一直不太好，回去之后还没吃几天药就开始胃痛，便不愿意继续服药，经人介绍找到我，打算吃些不刺激胃的中药。

　　了解完老人的情况，我告诉老人，冠心病的出现主要和日常饮食习惯、生活习惯有关，想要控制此病，最重要的不是服药，而是要注意合理饮食、适当休息，尤其要保持充足的睡眠。生活中，无论遇到什么事都要保持心平气和。老人点了点头，说这些他都能尽量做到，不过有没有什么方剂可以辅助治疗此病？

　　我想了想，给他开了个简单而实用的小偏方—醋泡黑豆，嘱咐他回去之后多用。

　　具体做法：取黑豆 500 克，醋 100 毫升，先将黑豆炒 20 ～ 25 分钟，注意不能炒焦，冷却后装到玻璃瓶中，倒入醋浸泡，密封一个星期之后即可食用。每天早晚分别吃 6 粒。

　　老人回去之后，如法炮制，连续吃了 3 个月，病情就得到了很好的控制。可能有人会问，为什么醋泡黑豆就能控制冠心病呢？

　　豆类中富含亚油酸、亚麻酸、异黄酮等成分，营养丰富。尤其是其中的异黄酮，有降血脂、抑制平滑肌细胞增殖、防止动脉血管斑块扩增之功；还可抗血小板凝集，防止血栓形成，有类似阿司匹林的功效。临床上可见的治疗冠心病的药物豆苷元片就是从大豆中提取的异黄酮制成。

　　此外，豆子用醋泡过后，可以显著提升其不饱和脂肪酸含量，保健功效更强。黑豆之中的异黄酮含量比其他豆类高，因此，醋泡黑豆治疗冠心病的疗效更佳。

冠心病，常吃海带松能治愈

症状：冠心病

便宜方：海带松：取泡发的海带 200 克，香油、绵白糖、精盐各适量，先把海带泡发，之后放到锅中煮透，捞出，用清水洗掉上面的黏液，控干水分，之后将海带切成丝；在锅中倒入香油，油温达到七成热时，将海带丝稍煸炒，盖好锅盖，略微油炸，揭开锅盖继续炸；等到海带发硬、松脆时，捞出，控干上面的油，调和适量绵白糖、精盐，搅拌均匀即可。

记得有一次，一位姓方的男士来到诊所，五十出头，患高血压多年，同时伴随着高脂血症、冠心病，常常出现心绞痛，服用治疗冠心病的西药多年，可效果却并不怎么好。我给他推荐了海带松。

海带松：取泡发的海带 200 克，香油、绵白糖、精盐各适量，先把海带泡发，之后放到锅中煮透，捞出，用清水洗掉上面的黏液，控干水分，之后将海带切成丝；在锅中倒入香油，油温达到七成热时，将海带丝稍煸炒，盖好锅盖，略微油炸，揭开锅盖继续炸；等到海带发硬、松脆时，捞出，控干上面的油，调和适量绵白糖、精盐，搅拌均匀即可。海带松有软坚化痰、利水泄热之功，可防治高脂血症、高血压、冠心病、血管硬化等症。

回去之后，他连续服用海带松半年之久，再到医院检查时，上述指标均正常。

海带又名昆布、江白菜，形状似带子，富含碘质，入药时名为昆布，被称之为"碱性食物之冠"，海带为营养丰富的食物。

经常吃海带，能够辅助治疗冠心病，海带里面富含碘，可以防止脂质沉着于动脉壁，让人体血管中胆固醇含量显著降低。海带里面富含不饱和脂肪酸EPA，可以降低血液黏稠度，避免血管硬化，所以经常吃海带可预防心血管疾病。

不过提醒大家注意，海带性寒，脾胃虚寒者不宜食用，甲亢患者也不宜吃海带，此外，孕妇、乳母均不宜吃太多海带。

动脉硬化，喝点玉竹汤

症状：动脉硬化

便宜方：玉竹汤：取玉竹12克，白糖20克，放入锅中，加适量清水熬煮，饮汤食药。

动脉硬化是常见的非炎症性病变，会导致动脉管壁增厚、变硬、丧失弹性、官腔变窄。动脉硬化会随着年龄的增大出现血管疾病，主要规律为：青少年时期发病，中老年期加重、发病，男性的发病人数比女性多，近些年来此病的发生人数越来越多，是老年人死亡的主要原因之一。

曾经有一位动脉硬化患者来我这里看病，她说自己患高血压十几年了，同时患有2型糖尿病，每天吃药就像吃饭一样。就在去年，还突发了一次心脏病，虽然暂时抢救过来，不过身体出现麻痹症状、小腿疼痛、右脚发冷、麻木，到医院询其原因，说可能是冠心病后遗症。而后做了个双下肢动脉彩超检查，发现双下肢动脉中出现斑块，双侧股浅、腘动脉管腔狭窄，右侧胫前动脉血流迂曲、断续，足背动脉没有明显的血流信号。最终确诊是下肢动脉硬化闭塞症。

后住院治疗，那段时间花了很多钱，可症状并未好转，也就办了出院手续。医生给她开了很多软化血管药物，嘱咐她回家之后按时服药，每天吃的药甚至比吃饭还多，常常觉得胃部不适，为自己日后的身体状况担忧。

有人介绍她来我的诊所，她就打个车过来了。我听完她的状况后，给她推荐了玉竹汤。

具体烹调方法：取玉竹 12 克，白糖 20 克，放入锅中，加适量清水熬煮，饮汤食药。每天服 1 剂。可治疗动脉硬化。

玉竹汤之中的玉竹味甘、性平，归肺经和胃经，有滋阴润肺、养胃生津之功，里面富含维生素 A，有软化血管之功，其中所含的甾甙，有强心之功。

我嘱咐她回去之后不仅要坚持服用玉竹汤，还要坚持运动。一个月之后，她前来复诊，告诉我腿已经不麻了，双脚发凉的症状也有所改善，走起路来比以前轻快多了。

心脾两虚型冠心病，就喝红枣桂圆三米粥

症状：心脾两虚型冠心病

便宜方：红枣桂圆三米粥：取红枣、桂圆肉、紫米、粳米、黑米各适量，

淘洗干净后一同放入锅中，加适量清水熬粥。每天早上吃一两碗。

心脾两虚型冠心病的主要症状为：头昏目眩、胸口憋闷，有时夜里会被憋醒，经常自觉心跳，觉得气不够用，疲倦，浑身无力，面色苍白或发黄，食欲下降，失眠，记忆力差。

记得有一次，一位冠心病老人到我这里看病，老人已经七十多岁，非常固执，对西药一直有偏见，非要吃中药治病。

我对老人进行了望闻问切的诊断，断定她出现的是心脾两虚型冠心病。老人告诉我，自己一直有高血压，可人们都有这样的感觉，当一种病患上三年、五年，甚至十年、二十年，却并未有什么显著的不适，往往会忽视这种疾病。最近常常觉得胸口闷，浑身无力，饭也吃不多少，晚上常常睡不着觉，刚刚想要做的事情，一转眼就忘记了。

我并没给老人开药，而是给她推荐了个早餐粥—红枣桂圆三米粥。

具体烹调方法：取红枣、桂圆肉、紫米、粳米、黑米各适量，淘洗干净后一同放入锅中，加适量清水熬粥。每天早上吃一两碗。

此粥之中的红枣有益气养肾、补血养颜、补肝降压之功；桂圆肉有滋养补益、补气血、益智宁心之功；紫米有补血益气、健肾润肝之功；粳米有补脾和胃之功；黑米有滋阴补肾、健脾暖肝、明目活血之功。所以，红枣桂圆三米粥能够很好地治疗心脾两虚型冠心病。

老人回家之后每天早晨为自己熬一碗红枣桂圆三米粥，一段时间之后，心脾两虚型冠心病引发的一系列胸闷、失眠、记忆力下降、面色苍白等症都消失了。整个人看起来精神了不少。

降压并不难，吃点香脆核桃仁

症状：高血压

便宜方：香脆核桃仁：取核桃仁600克，甜面酱100克，白糖120克，熟花生油1000毫升，面碱、鲜姜末各适量。先将核桃仁放到沸水中，加少量面碱，浸泡半小时左右，捞出、去皮；将锅置于火上，倒入花生油，油热后，放入白糖，糖溶化完全后，调入甜面酱、姜末，倒入适量白开水，搅拌均匀，放入核桃仁翻炒。等到核桃仁晾凉后，浇上花生油，颠翻几下至卤汁浓缩裹在核桃仁上就可以了。

人到中年，身体的各部分机能就会退化，也很容易被一些心脑血管疾病找上，尤其是高血压。日常生活中，常常会有人问这样的问题：吃什么能降压啊？实际上，生活中有很多食物都能降压，比如芹菜、海带、紫菜、洋葱、木耳等。

记得有一次，一个年轻人到我这里询问，他的爸爸今年快70岁了，前一阵子不幸中风偏瘫，如今老人连下床都变得困难。

我告诉那个年轻人，这种病重在养，而不是治，于是我给他推荐个食疗方，建议他回去之后让老人每天吃一些。这道食疗方就是—香脆核桃仁。

具体烹调方法：取核桃仁600克，甜面酱100克，白糖120克，熟花生油1000毫升，面碱、鲜姜末各适量。先将核桃仁放到沸水中，加少量面碱，浸泡半小时左右，捞出、去皮；将锅置于火上，倒入花生油，油热后，放入白糖，糖溶化完全后，调入甜面酱、姜末，倒入适量白开水，搅拌均匀，放入核桃仁翻炒。等到核桃仁晾凉后，浇上花生油，颠翻几下至卤汁浓缩裹在核桃仁上就可以了。

年轻人回去之后，按照我的嘱咐为老人做香脆核桃仁，并每天督促老人吃上一些，老人的一日三餐也被清淡化、低盐化。一段时间之后，那个年轻人又来到诊所，高兴地告诉我他爸爸的很多症状都已经好转。

中医上有"取类比象、以脏补脏"的说法，从这一角度出发，吃核桃是可以补脑益智的。并且，核桃有"长寿果"之称，《神农本草经》之中将核桃列为轻身益气、延年益寿之上品。此外，核桃还有降血压、降血脂之功，可以治疗慢性心脑血管疾病等。

甜面酱有开胃助食之功，香脆核桃仁中还添加了生姜末，有温中止呕之功。所用的花生油有调补脾胃、降压降脂之功。

因此，虽然此食疗方做法简单，功效甚多，很多人在连续吃一段时间之后，身上的各种不适都消失了，精力旺盛。不过在此提醒大家注意，核桃性温偏燥，所以，易上火、腹泻的人要少吃。

老年性眩晕，天麻是个好帮手

症状：老年性眩晕

便宜方：天麻：取天麻适量，研成细末，每次服 2 克，每天服 2 次。或是取天麻 6～9 克，放入锅中，加一大碗水，开小火煎至半碗服下，第

2次煎煮再加水大半碗，开小火煎至半碗饮服，每天服2次，效果非常不错。

记得有一次，我正在诊所里给人看病，一个小伙子扶着一位五十多岁的妇人走进来，一进门，我就看到那个妇人面色有些惨白。我给她量了血压，有些偏高，还有点不稳，仔细询问才得知，妇人有轻微的眩晕症，再加上前几年患上高血压，眩晕症就变得严重了，常常会觉得左半边头痛。

今天本来说好和儿子一起去逛街，结果没走多远就开始头晕，儿子看她脸色不好，赶忙打车带她过来了。我让她在椅子上坐会儿，我则取了点天麻，熬成汤后端给她喝，她喝下之后一会儿的工夫，就说自己的头痛症状有所减轻，问我给她喝了什么"灵丹妙药"。我笑了笑，哪是什么"灵丹妙药"，不过是天麻汤。

天麻是种珍贵草药，性平味甘，有镇静、镇痛、抗惊厥之功，可以增加脑部血流量，降低脑血管阻力，轻度收缩脑血管，增加冠状血管流量，可降血压、减慢心率，改善心肌缺血，天麻多糖有免疫活性。

现代医学研究证明，食用天麻可以改善多种因素引发的老年眩晕症，而且还能治疗老年人多发性高血压、神经衰弱等症。

具体做法：取天麻适量，研成细分，每次服2克，每天服2次。或是取天麻6～9克，放入锅中，加一大碗水，开小火煎至半碗服下，第2次煎煮再加水大半碗，开小火煎至半碗饮用，每天服2次，效果非常不错。

不过提醒大家注意，天麻虽然可以治疗老年性眩晕症，不过不宜久服，否则会产生耐药性，通常情况下，服用一段时间后眩晕症有所好转时最好停用。

高血压，喝杯玉米须苦丁茶

症状：高血压

便宜方：玉米须苦丁茶：取苦丁茶 2 克，干玉米须 7 ~ 8 克，用沸水冲泡，每天早晚代替茶来饮用。

高血压是一种常见病、多发病，虽然平时看不出什么异常，不过它会对我们的心、脑、肾等重要器官产生损害。中医认为此病为肝肾阴阳失调所致。

高血压容易发生在中老年朋友身上，不过不用太过担心，因为高血压是可以控制的，只要保持一颗平常心，避免情绪波动过大，进行适当锻炼，清淡饮食，就一定可以让血压处在平稳状态。

记得有一次，一位五十出头的男士来到诊所，他身体发福，挺着个"将军肚"，笑容满面，精神状态也不错，一开始我还以为他只是过来抓些药。后来经过一番谈话我才明白，他是为了"高血压"而来的。

那位男士告诉我，他自己经营了一家小公司，虽然说规模不大，可一年的收入也是非常可观的。要知道，公司的经营、维持是离不开客户的，所以少不了各种应酬。平时大鱼大肉地吃惯了，也没什么时间进行锻炼，最近一段时间总觉得有些心慌，到医院一检查，自己的血压已经高达170/110 毫米汞柱，正常人收缩压应该低于 130 毫米汞柱，舒张压低于 85 毫米汞柱，医生告诉他他已经患上了继发性高血压，给他开了很多降压药。

可是他一看到那一堆的瓶瓶罐罐心里就犯嘀咕，后经人介绍找到我，问我有没有中药降压之法。

我想了想，给他推荐了一款玉米须苦丁茶，如果他能坚持喝上一段时间，应该可以帮他维持血压平稳。

具体做法：玉米须苦丁茶：取苦丁茶 2 克，干玉米须 7 ~ 8 克，用沸水冲泡，每天早晚代替茶来饮用。

苦丁茶清香味苦，后甘凉，有清热消暑、明目益智、生津止渴、利尿强心、润喉止咳、降压减肥、抑癌防癌、抗衰老、活血脉等功效。其中，玉米须味甘淡、性平，可入肝经、肾经、膀胱经，有利水消肿、平肝利胆之功，可以治疗急慢性肾炎、水肿、急性胆囊炎、胆道结石、高血压等症。

我嘱咐他，药物控制血压虽然很重要，可如果他的饮食、生活习惯不改变的话，很难看到效果。那位男士回家之后，连续服用一段时间，这期间不再大鱼大肉地吃了，即使应酬也尽量挑些清淡的食物。虽然没有时间锻炼，不过他开始用爬楼梯代替坐电梯，血压果然平稳很多。

提醒高血压患者注意，虽然运动有助于血压的调控，不过一次性锻炼不能过量，每个星期运动 3 ~ 5 次，每次 20 ~ 60 分钟，利于血压调节，最好的运动方式是慢跑、太极拳等柔和的有氧运动。饮食上要多喝水，少吃盐、高脂肪植物等，增加富含钙、钾、维生素的果蔬、豆制品的摄入，可以适当吃些禽类、鱼类等。

高脂血症，就吃蒜末拌萝卜丝

症状：高脂血症

便宜方：

1. 蒜末拌萝卜丝：取大蒜 50 克，鲜白萝卜 1 根，先把大蒜切成末，白萝卜削掉皮后切成丝状，用细盐腌一会儿，挤掉里面的水分，把蒜末和萝卜丝拌匀，放到小碗中，调入适量生抽、香油，也可以拌入适量白糖，搅拌均匀即可。

2. 苦瓜炒豆芽：取苦瓜、绿豆芽各 200 克，植物油 10 毫升，盐 3 克，白醋适量。先将苦瓜清洗干净，挖掉瓜瓤、籽，之后切成丝状，调少许盐，稍微腌上一会儿；绿豆芽放到清水中泡 2 遍，沥干水分。将炒锅置于火上，倒入适量植物油，油热后，放入苦瓜略炒，之后放入绿豆芽，炒至豆芽稍软，调入白醋，翻炒均匀即可。

记得有一次，一位姓王的已经退休的经理来到诊所，他说自己以前上班的时候非常忙，常常是忙到 10 点以后才回家，休息不到位，经常要赴饭局、陪客户。上班的时候做体检就已经检查出是高脂血症。因为没有明显症状，所以他一直没怎么当回事，可就在最近听人说高脂血症会引发动脉粥样硬化、冠心病、胰腺炎等，一下子着了慌。

高脂血症和动脉硬化的发展有着密切关系，动脉粥样硬化包括冠心病、脑卒中等心脑血管疾病发病的基础。而且，高脂血症还是高血压、糖尿病、肾脏病、甲状腺功能衰退等的诱因。一旦这些症状同时出现，就会进一步危害人体健康，所以，日常生活中一定要规范自己的饮食习惯，多运动，最好每年做一次血脂检查。得知自己患上高脂血症时，应当想办法控制住自己的病情。

那要怎么做才可以控制病情呢？可以多吃些海鱼，因为鱼肉中富含多种不饱和脂肪酸，有降血脂、预防动脉硬化之功。不过我给王经理推荐了一种大蒜疗法：

具体做法为：取大蒜50克，鲜白萝卜1根，先把大蒜切成末，白萝卜削掉皮后切成丝状，用细盐腌一会儿，挤掉里面的水分，把蒜末和萝卜丝拌匀，放到小碗中，调入适量生抽、香油，也可以拌入适量白糖，搅拌均匀即可。

王经理回家之后按照我教给他的方法连续吃了半个多月，明显觉得精神头比以前好了，再去体检时，血脂指标已经有所改善，正在逐步恢复至正常水平。

此外，平时还可为自己做一道苦瓜炒豆芽，效果也是非常不错的。

具体烹调方法：取苦瓜、绿豆芽各200克，植物油10毫升，盐3克，白醋适量。先将苦瓜清洗干净，挖掉瓜瓤、籽，之后切成丝状，调少许盐，稍微腌上一会儿；绿豆芽放到清水中泡2遍，沥干水分。将炒锅置于火上，倒入适量植物油，油热后，放入苦瓜略炒，之后放入绿豆芽，炒至豆芽稍软，调入白醋，翻炒均匀即可。

此菜肴有利水化湿、降脂降压、降火开胃之功。其中，绿豆芽有祛火解毒之功。苦瓜里面富含纤维素、果胶，能加速胆固醇肠道代谢，进而排泄、降低血液胆固醇的量。

虚劳，吃点天门冬糯米粥

症状：虚劳

便宜方：天门冬糯米粥：取天门冬 30 克，糯米 50 克，天门冬捣烂，熬成浓汁，过滤去渣，之后用天门冬汁加糯米熬粥。

虚劳是一种慢性衰弱疾病，它的诱因很多，主要症状为：五脏亏损、气血阴阳不足。诊治虚劳首先要做的就是补益五脏、培补气血。

记得有一次，有位老人到诊所来看病，他不仅患上了慢性虚劳，还伴随着肺气肿、左耳聋、右耳鸣、尿黄等症，身形消瘦、面色干枯似柴，口唇干裂。

诊断过后，我首先想到的就是天门冬这味药，在补阴药中，这是一种唯一可以同时入肺、肾、胃三经的药，而且有滋阴、润燥、清肺、降火之功。不过这味药性寒，我担心会伤及老人的脾胃，所以我就想着给老人配一味温性中药，祛除天门冬的寒性。而最宜添加的就是糯米，糯米的温中益气之功非常好，刚好能够与天门冬互补，降低天门冬的寒性。

我嘱咐老人回去之后先将天门冬捣烂熬水，过滤去渣，之后加糯米熬粥。老人回去之后喝了一段时间此粥，虚劳症状减轻了很多，尿不那么黄了，口唇不那么干了，右耳耳鸣减轻了，左耳也逐渐恢复听觉。

天门冬有治虚劳绝伤、老年衰损羸瘦、耳聋之功。从那之后，每次遇到类似症状的老人，我都会推荐这款粥，经济实惠、效果佳。

老花眼，喝白菊花枸杞饮

症状：老花眼

便宜方：白菊花枸杞饮：取白菊花、枸杞各 10 克，放入干净的容器中，倒入适量沸水中泡饮。

伯伯 50 岁时，突然视物模糊，即使看药瓶也要拿到离眼睛很远的地方，要是药瓶小一些，根本看不清上面的字，常常觉得眼睛干涩、酸胀，而且多泪。

之后配了副老花镜，这才好一些，不然的话，看电视就只能看个模糊的影像，听着声音了，非常不舒服。不过出门的时候伯伯不会带老花镜，对于他来说，半辈子没戴过眼镜，突然戴个眼镜出门总觉得怪怪的，每次戴眼镜照镜子的时候，伯伯都会自言自语一句："太难看了。"直到前一阵子，伯伯下楼时没看清台阶，一不小心扭伤了脚腕，虽然不严重，不过却给伯伯提了个醒—以后要戴眼镜出门。后来伯伯干脆这样，穿个带口袋的上衣，出门的时候拿着老花镜，必要的时候戴上眼镜，不必要时就装在口袋里。

我了解了伯伯的情况，给他推荐一款茶—白菊花枸杞饮。具体做法：取白菊花、枸杞各 10 克，放入干净的容器中，倒入适量沸水泡饮。我嘱咐伯伯连续饮此茶 15 ~ 30 天，饮用此茶期间要忌食辛辣食物。

伯伯将信将疑，连续喝了半个多月后，老花眼果然得到了改善，不仅看东西清楚多了，眼干眼涩症状也得到了缓解，现在已经可以摘掉老花镜了，伯伯非常开心。

此茶之中的枸杞有明目之功，能够改善近视、老视，让眼神更加明亮；白菊有明目之功，二者搭配泡茶，明目之功更甚，泡出的茶香气怡人，深受欢迎。

手足颤，多喝鸡汤更灵活

症状：手足颤

便宜方：天麻钩藤炖鸡汤：取天麻 20 克，钩藤 15 克，白芍、木瓜、路路通各 10 克，母鸡一只。先将五味中药清洗干净，老母鸡处理干净，之后将中药和母鸡一同放入锅中，加适量清水，滴几滴香油，蒸 1 小时左右，调适量盐、胡椒即可。

人一上了年纪，很多疾病、不适都会找上来，手足颤就是老人常患的疾病之一。从中医的角度上说，手足颤主要是风邪入侵体内，导致四肢经络不通引发的。

记得有一次回老家，同村的二婶去家中看我，一年没见，二婶走起路来颤颤巍巍的。当时二婶已经七十多岁，人上了年纪，很容易患上手足颤的毛病。

治疗手足颤动最有效的方法就是转核桃，找两个纹络清晰、棱角较深、个头较大的核桃，转上一个月就能有显著的改善。二婶说自己一天到晚忙里忙外，还要送小孙子去上学，实在没有这个闲心。

我笑着说，转个核桃费不了多少时间的，闲着的时候就拿出来转转。并且我给二婶推荐了一道药膳，嘱咐她没事就吃上一次。我给二婶推荐的药膳是天麻钩藤炖鸡汤。

具体烹调方法：取天麻 20 克，钩藤 15 克，白芍、木瓜、路路通各 10 克，母鸡一只。先将五味中药清洗干净，老母鸡处理干净，之后将中药和母鸡一同放入锅中，加适量清水，滴几滴香油，蒸 1 小时左右，调适量盐、胡椒即可。每天早晚温服 1 碗，每个星期服两三次，每 10 次为 1 疗程。

此汤之中的天麻、钩藤可治疗风盛导致的四肢颤抖；白芍、木瓜、路路通可伸筋通络。上述食材、药材搭配在一起，可养血祛风、伸筋通络。

第五章

五官疾病便宜方，
花小钱看出面容上的大变化

结膜炎，几款小方任你用

症状：结膜炎

便宜方：

1.两根汤：取板蓝根、白茅根各 60 克，一同放入锅中，加适量清水煎汁，每天服 1 剂，分成早晚 2 次饭后服下。

2.谷精草蜜茶：取蜂蜜 25 克，谷精草、绿茶各 12 克，一同放入锅中，倒入适量清水，煮沸 5 分钟后，过滤去渣，调入适量蜂蜜，分成 3 次饭后服下，每天服 1 ~ 2 剂量。

3.黄菊汤：取黄柏 30 克，菊花 15 克，一同放入锅中，倒入 500 毫升水，浸泡 2 小时，过滤取汁，用此药液外敷、洗涤患眼，每天洗 2 次，每次洗 10 分钟。通常连续洗 1 ~ 2 天就能痊愈。

4.蒲菊汤：取蒲公英、菊花各 30 克，黄连 9 克，一同放入锅中煎汁，每次服 1 剂，每天服 2 次。

5.胖大海敷眼睑：取胖大海 3 ~ 4 枚，放到温开水里面泡散，用 0.9% 的生理盐水洗过患眼后，把泡散的胖大海覆盖到患侧上下眼睑，每个眼睛敷 1 ~ 2 枚，用纱布固定好，每天晚上敷 1 次，每次敷 20 分钟，连续敷三四天就能痊愈。

结膜炎为结膜组织在外界、机体自身因素作用下出现的炎症性反应的统称，是眼科常见病。临床主要症状为：眼分泌物增多、结膜充血，主要病因为结膜大部分和外界直接接触，受周围环境里面的感染性和非感染性因素刺激，进而诱发炎症、过敏。

对于结膜炎的患者，我通常会为他们推荐以下几个内服方：

1. 两根汤：取板蓝根、白茅根各 60 克，一同放入锅中，加适量清水煎汁，每天服 1 剂，分成早晚 2 次饭后服下。忌辛辣，适合急慢性结膜炎患者。

2. 谷精草蜜茶：取蜂蜜 25 克，谷精草、绿茶各 12 克，一同放入锅中，倒入适量清水，煮沸 5 分钟后，过滤去渣，调入适量蜂蜜，分成 3 次饭后服下，每天服 1 ~ 2 剂量。适合急性结膜炎患者。

还可配合下面几个外敷方：

1. 黄菊汤：取黄柏 30 克，菊花 15 克，一同放入锅中，倒入 500 毫升水，浸泡 2 小时，过滤取汁，用此药液外敷、洗涤患眼，每天洗 2 次，每次洗 10 分钟。通常连续洗 1 ~ 2 天就能痊愈，适合急性卡他性结膜炎。

2. 蒲菊汤：取蒲公英、菊花各 30 克，黄连 9 克，一同放入锅中煎汁，每次服 1 剂，每天服 2 次。适合急性卡他性结膜炎。

3. 胖大海敷眼睑：取胖大海 3 ~ 4 枚，放到温开水里面泡散，用 0.9% 的生理盐水洗过患眼后，把泡散的胖大海覆盖到患侧上下眼睑，每个眼睛敷 1 ~ 2 枚，用纱布固定好，每天晚上敷 1 次，每次敷 20 分钟，连续敷三四天就能痊愈。适合流行性结膜炎患者。

上述方剂可以根据个人喜好、取材难易程度、结膜炎类型等来选择，这些小方都经过实际应用，均收获了不错的效果。

白内障，用枸杞龙眼肉煎汤

症状：白内障

便宜方：枸杞龙眼肉煎汤：取枸杞 20 克，龙眼肉 2 枚，一同放入锅中，倒入适量清水煎汤。

白内障又名晶状体浑浊，老化、遗传、代谢异常、外伤、辐射、中毒、营养不良等都会导致晶状体囊膜损伤，增加其渗透性，丧失屏障之功，或引发晶状体代谢紊乱，让晶状体蛋白出现变形、浑浊。

导致白内障的因素主要有两个：先天性白内障，出生前就已存在，属于遗传性疾病，可分成内生性和外生性两种，其中，内生性和胎儿发育障碍有关，外生性为母体或胎儿出现病变，损害晶状体所致；后天性白内障，出生后由于全身疾病或眼病、营养代谢异常、中毒、变性、外伤等因素诱发晶状体浑浊，又能分为六种：老年性白内障、开发性白内障、外伤性白内障、代谢性白内障、辐射性白内障、药物及中毒性白内障。

记得有一次，一位老人来到诊所，他说自己越来越看不清东西了，到医院做过检查，已经确诊是白内障，医生说要进行手术治疗，可碍于他本身患有高血压，又已经是 74 岁高龄，医院说什么也不肯给老人动手术，老人说，自己常常担心一觉醒来就什么都看不到了。

老人的担心并不是没有根据的，老人的白内障长在晶状体中央，现在虽然表现出来的是视力模糊，可随着症状的加重，很可能会只看得见手动或光感，而看不到实物。

既然手术不行，就只能靠药物改善症状了，我给老人推荐了一款食疗方—枸杞龙眼肉煎汤：取枸杞 20 克，龙眼肉 2 枚，一同放入锅中，倒入适量清水煎汤。连续服用。

我嘱咐老人配合穴位按摩之法，按摩手上的商阳穴（位于食指末端靠近大拇指一侧，距离指甲 0.1 寸处）、养老穴（尺骨靠近手腕尽头，靠近大拇指的地方），点压这 2 个穴位各 200 次，坚持不懈。

大概半年左右，我到外地办事，刚好碰到那位老人，当时我并未认出老人，老人却走上前来，热情地拉住我的手，说自己的白内障症状已经有所改善，现在看东西清楚多了。

此方之中的枸杞富含 β 胡萝卜素、维生素、钙、磷、铁等；龙眼中富含维生素 B2、维生素 C、蛋白质。将此两味药搭配在一起，对眼睛大有益处。采用此方的同时要注意均衡饮食、不偏食，这样才更有利于康复。

其实，即使不是白内障患者，平时也可以饮用此茶，能够预防眼睛退化、近视、老视，不过提醒大家注意，龙眼是热性食物，因此，便秘、易生疮或长痘痘的人应当尽量少食龙眼。

针眼，就喝野菊花红花饮

症状：针眼

便宜方：野菊花红花饮：取野菊花 30 克，红花 10 克，一同放入锅中，倒入适量清水煎汁，每天服 1 ~ 2 次。

医学上称针眼为麦粒肿，又名睑腺炎，为睫毛毛囊附近皮脂腺或睑板腺的急性炎症，为眼科常见症状之一，一年四季都可能发病。儿童、少年的发病概率较高，多为过食辛辣、煎炸食物，使得脾胃积热，又由于风热毒邪侵袭，聚积在胞睑诱发的。

麦粒肿可以分成外麦粒肿、内麦粒肿两种。其中，外麦粒肿指睫毛根部皮脂腺或毛囊急性炎症；内麦粒肿指眼睑中的睑板腺急性化脓性炎症。

导致针眼的主要原因包括：眼睛过度疲劳，使得眼睛周围眼轮肌肉收缩，将腺体开口堵塞；用不洁净的手揉眼睛，使得细菌从腺体开口的地方入侵；和食物相关的过敏，比如，有的人特别喜欢吃海鲜、巧克力等。若反复出现麦粒肿，应当到医院检查一下自己是否患有糖尿病。

记得有一次，一位女士带着一个十二三岁的孩子走进诊所，只见男孩儿的左眼睑局部红肿，有小硬结，而且有压痛。很明显是长了针眼。

那孩子眼部的针眼并不严重，因为症状严重的话，整个眼睑都会红肿，患侧耳前淋巴结肿大、压痛，几天之后，毛囊根部会出现黄色脓点，过不了多久就会溃破排脓，进而痊愈。

孩子的妈妈说，虽然针眼可以自愈，不过持续的时间较久，有没有短时间让孩子的针眼消失的方法？我想了想，给那位女士推荐了野菊花红花饮：取野菊花 30 克，红花 10 克，一同放入锅中，倒入适量清水煎汁，每天服 1 ~ 2 次。

此茶之中，野菊花有清热解毒、消肿之功，而针眼主要为细菌感染所致，所以用野菊花最合适了；红花有治疗疮疡肿痛之功，二者搭配，疗效甚佳。不过提醒大家注意，红花有非常不错的活血功效，因此，孕妇要慎用。

鼻炎，就喝苏叶葱白汤

症状：鼻炎

便宜方：苏叶葱白汤：取苏叶、葱白各 10 克，一同放入锅中，加适量清水煎汁。

鼻炎就是指鼻腔黏膜、黏膜下组织炎症。鼻腔分泌的稀薄样物质就是鼻涕或鼻腔分泌物，主要作用为：清除灰尘、细菌，进而确保肺部健康。鼻内出现炎症时，会分泌大量鼻涕，而且会由于感染变为黄色，经过咽喉时会诱发咳嗽，鼻涕量非常多，会经鼻孔流出，使得身体不舒服、生活不便。

鼻炎的表现有很多，可以被分为：慢性单纯性鼻炎、慢性肥厚性鼻炎、干酪性鼻炎、萎缩性鼻炎等，可以根据病程长短作区分。有些鼻炎的病程虽然缓慢，不过持续时间久，有其特定致病原因，所以有特定名称，如过敏性鼻炎、药物性鼻炎等。下面就来具体介绍一下不同种类的鼻炎。

急性鼻炎：此类鼻炎为急性感染导致的，即伤风、感冒，秋冬或春夏交替之时易发此症，病情持续 1 ~ 2 个星期就会逐渐好转。

慢性鼻炎：是鼻腔黏膜和黏膜下层的慢性炎症，较为常见，症状较轻时会出现单纯性鼻炎，症状较重时被称为肥厚性鼻炎。

过敏性鼻炎：为鼻腔黏膜对吸入空气里面的某些成分高度敏感引发的。在固定季节发作，被称之为季节性过敏性鼻炎；还因为屋里的灰尘、螨虫、霉菌、棉絮等引发，这些被称作过敏性鼻炎。

慢性肥厚性鼻炎：是慢性单纯性鼻炎发展来的，为长期慢性炎症、淤血让鼻黏膜、鼻甲出现增生引发的。

干燥性鼻炎：干燥性鼻炎的出现和气候、职业等因素有关。

萎缩性鼻炎：主要为鼻黏膜、骨膜、鼻甲骨萎缩引发鼻腔失去正常生理功能，可以分成原发性、继发性两种。其中，原发性病因不明，可能是鼻甲黏膜、骨质萎缩所致。继发性可能为手术过程中切除鼻甲过多，或通过放射线治疗鼻窦、鼻咽部恶性肿瘤，及长期接触过刺激性粉尘、化学气体等所致。

干酪性鼻炎：是种罕见鼻病，为鼻内干酪样物堆积时间过久，侵袭软组织、骨质，诱发鼻内、外畸形。

药物性鼻炎：药物性鼻炎为不恰当鼻腔用药长时间持续作用所致，属于慢性鼻炎。主要致病因素为不恰当鼻腔用药损害鼻黏膜纤毛结构，进而影响鼻黏膜生理功能。

记得有一次，一位女士前来看病，她患的是感冒，从走进诊所开始，她就一直用纸巾擦着鼻涕，鼻翼两侧都已经被纸巾摩擦得起了干皮。仔细询问才得知，这位女士患上了慢性鼻炎，每次感冒鼻炎都会复发，尤其是到了冬季，天气一转凉，感冒易发生，鼻炎也就更易复发了。

我给她开了3天的感冒药，同时嘱咐她回去之后熬些苏叶葱白汤来喝。具体做法：取苏叶、葱白各10克，一同放入锅中，加适量清水煎汁。长期饮用。

此方剂之中的苏叶又名紫苏叶，常用于治疗感冒风寒、发热恶寒、头痛鼻塞，和葱白同用，能够治疗感冒引发的鼻炎、过敏性鼻炎、慢性鼻炎等。苏叶能够抑制葡萄球菌，葱白能够驱散寒邪，两味药同用，能够改善由于气候变迁导致的鼻炎。

我嘱咐她同时配合穴位按摩之法，按摩合谷穴（张开五指，等到拇指、食指呈 45° 角的时候，骨骼延长角处），按揉此穴能够提升白细胞吞噬功能、消除炎症，所以为鼻炎患者最佳的选择。按摩的过程中可以用指按、指揉法，至症状减轻即可。

牙痛，就用花椒白酒

症状：牙痛

便宜方：花椒白酒：取 10 克花椒放到茶碗中，之后倒入半杯沸水，用盘子扣 5 分钟左右，再倒入一两多白酒，继续扣上盘子，以免药效发挥出去，水凉后，过滤花椒，让牙痛患者含上一口，一会儿低头、一会儿仰头，反复做 10 分钟，吐掉口中的花椒白酒液体，疼痛感就会消失。

有句俗话说得好："牙疼不是病，疼起来要人命。"没犯过牙痛的人可能体会不到那种感觉，吃饭不香，睡觉不安。而犯过牙痛的人深深被其侵扰，苦不堪言。

一次，到姐姐家里做客，姐夫突然牙痛起来，痛的直咧嘴，我拿过姐夫的手，按住他右手上的合谷穴。从中医的角度上说，面部、口腔疾病均可通过刺激合谷穴来治疗，按揉 5 分钟左右后，姐夫的牙痛就减轻了很多。

但是我知道，按摩合谷穴不过是解一时之痛，所以我让姐姐找来一些花椒、一瓶白酒，我拿出一小把花椒放到茶碗中，之后倒入一两多白酒，将盘子扣在上面，以免药挥发出去，水凉后滤掉花椒，让姐夫喝了一口，含在口中，低头—仰头—低头，反复十分钟左右，最后吐掉口中的花椒水，姐夫牙痛的感觉就消失了。

吃过饭后，我又让他按照之前的方法做了几遍，平均每隔一小时做一次，整整一个晚上，牙痛都没有再发作。

花椒味辛，性温，有一定的麻醉之功，并且，花椒还有消炎之功、抑制局部炎症之功，花椒里面所含的挥发油有抑制细菌、真菌之功，对牙龈类感染性牙病有治本的效果。

白酒不但有消毒杀菌之功，酒里面的乙醇还可以将花椒里面的成分充分溶解出来，进而发挥出花椒的最大功效。

导致牙痛的主要原因为忽视口腔卫生引发的牙龈发炎。医院中采取的主要治疗方法为：抗菌、消炎、止痛。花椒白酒能够起到同样功效，对于一般的牙痛都有显著功效。如果是由于牙髓炎引发的牙痛，主要根源在牙齿中，含漱花椒白酒无法进入牙齿内部，药效也降低了很多。

有的时候，牙痛并非牙齿本身问题，尤其是老年人突然牙痛，很可能为心绞痛、心肌梗死等所致。心脏缺血引发疼痛时，患者的胸口没有疼痛感，不过会觉得牙痛、喉咙痛、胳膊痛等，很难被及时察觉。心脏问题引发牙痛时，对局部进行消毒难以起效，应当及时到医院确诊、治疗。

磨牙症，睡前吃块生橘皮

症状：磨牙症

便宜方：生橘皮：每天晚上睡觉以前吃块生橘皮，连续吃两三天，即可治疗磨牙。

很多人睡觉的时候都有磨牙的习惯，人们对此习以为常。而磨牙症，就是指睡眠时习惯性磨牙或白天有无意识磨牙的习惯，这种现象会越来越严重，属于长期的恶性循环疾病。

导致磨牙的主要原因包括：肠道寄生虫病，特别是肠蛔虫病；胃肠道疾病、口腔疾病；临睡前孩子吃了不易消化的食物，这样孩子睡觉后可能会刺激其大脑相应部位，使得咀嚼肌持续收缩；神经系统疾病；小孩白天情绪激动、过度疲劳、情绪紧张等精神因素；缺乏维生素；牙齿排列不齐；生活规律、情绪影响等。

从这里我们不难看出，多数情况下出现的磨牙症状都是某种疾病引发的，有的孩子由于磨牙时间久，虽然进行过相应治疗，却由于大脑皮层已形成牢固条件反射，夜间磨牙动作不会立即消失，易形成习惯性磨牙，尤其是胃肠疾病虽然好转，可胃肠功能紊乱依旧，因此磨牙动作不能短时间被纠正，一定要坚持一段时间的治疗才可好转。

儿子读小学六年级的时候，为了考上理想的初中，每天都学习到深夜，周六日还要到外面去补习，可能是学习压力太大，那段时间儿子晚上常常磨牙。儿子的身体素质很好，我想他所出现的磨牙大概跟精神因素有关，而且那段时间儿子常常吃不下东西，可能是胃中有火，于是，我每天临睡前跟儿子说说心里话，给他做些必要的开导。同时每天晚上睡觉以前让他吃块生橘皮，连续吃三天后，儿子的食欲大增，晚上睡觉也不磨牙了。

生橘皮为中药，味辛、苦，性温，有理气健脾、燥湿化痰之功，因此可用其调理肠胃，缓解胃肠问题引发的磨牙。

口臭，喝芦根汤让口气清新

症状：口臭

便宜方：芦根汤：取芦根 50 克放入锅中，倒入适量清水煎汤，调入适量冰糖，每天喝 1 次，早晨空腹服用。

口臭即口中散发出难闻口气。导致口臭的原因很多，想要根治口臭，一定要找出诱发口臭的原因，否则不但不能根治口臭，还会影响到正常的心理状况，导致更严重的后果。

首先来为大家介绍一下导致口臭的原因：

口腔卫生。由于未养成良好的口腔清洁习惯，使得牙菌斑堆积到牙齿表面、牙龈、牙齿交接处，让厌氧菌大量繁殖导致的口臭。

口干。这是导致口臭最直接的原因，口干时，口腔处在无氧环境，适合厌氧菌滋生，分解后产生硫化物，散发腐败气味儿。

不良的饮食生活习惯。特别喜欢吃辛辣、高糖、高蛋白、高脂肪食物，比如辣椒、蒜、葱等，这些食物在口腔中分解产生硫化物，进而导致口臭。此外，喝咖啡、酒，或吸烟都会加重口臭。

鼻腔疾病。某些鼻腔疾病、治疗鼻腔疾病过程中所用的药物都可能会诱发口臭。

舌头分泌物。舌后部的舌乳头间存在分泌物，若分泌物较多，堆积于舌面形成舌苔，会滋生厌氧菌，分解之后产生硫化物，诱发口臭。

心理因素。压力、紧张、工作量大等均可能诱发口臭。因为紧张、压力会让机体副交感神经处在兴奋状态，反射性出现唾液腺分泌减少，诱发口干。此外，某些消化系统疾病，如便秘、胃痛、消化不良、急慢性胃炎、十二指肠溃疡、肝炎、幽门螺旋杆菌感染，均可能促进厌氧菌活跃，产生硫化物。

药物。长期服用某些药物会诱发口臭，比如，某些抗抑郁类药物、抗高血压药物、抗过敏药物、抗组胺类药物、激素类药物、黄体酮类药物，均会增加口干症状，进而导致口臭。

遗传。口臭存在遗传因素影响。

记得有一次，一位 28 岁的白领女性愁眉不展地走进诊所，我问她哪里不舒服，她小声地告诉我她患上了口臭，现在和同事们说话都不敢直对着他们，生怕被人看出端倪，受人嘲笑。

我问她最近生活上有没有什么变化，她想了想，回答道："最近我常常觉得烦躁，口干，胃中灼热。"

通过她的描述，我断定她出现的是口干型口臭，给她推荐一款芦根汤，嘱咐她回家之后熬汤饮服。

具体做法：取芦根 50 克放入锅中，倒入适量清水煎汤，调入适量冰糖，每天喝 1 次，早晨空腹服用。

那位女士回家之后，按照我教给她的方法饮芦根汤，大概一个星期之后，她前来复诊，说自己的口臭已经消失了。

此方之中的芦根有清肺热、祛痰排脓、清胃热、生津止呕之功，对于口干引发的口臭有清火解毒、治内热胃火之功。虽然芦根性寒，但是搭配得当就能够缓解它的药性，同时改善其口感。

打鼾，睡前喝杯花椒水

症状：打鼾

便宜方：花椒水：取花椒 5 ～ 10 粒，临睡前放到开水中泡一下，等到水凉后服下。

很多人睡着之后都会打鼾，这是一种普遍存在的睡眠现象，多数人认为这是一种再平常不过的事情，没什么好大惊小怪的。甚至有人认为打鼾就代表着人已经进入深度睡眠状态。实际上，打鼾不仅仅是一种习惯，还会威胁人体健康。打鼾的过程中，睡眠呼吸会反复暂停，导致大脑、血液严重缺氧，久而久之，就形成了低氧血症，容易诱发高血压、冠心病、心律失常、心肌梗死、心绞痛等症。并且，夜间呼吸暂停超过 120 秒，易在凌晨出现猝死，所以，打鼾患者必须提高警惕。

从医学的角度上说，打鼾的原因主要有三个：中枢性方面疾病；阻塞性方面疾病；混合性方面疾病。

通常来说，成年人打鼾多为混合性症状引起的；未成年人打鼾多属阻塞性问题。打鼾也可能为身体上的其他疾病所致，高血压、心血管疾病患者打鼾的概率较高，体型肥胖者易打鼾，此外，糖尿病、类风湿性关节炎等疾病患者常常会打鼾。

曾经有个同小区的熟人来诊所拿药，顺便问我一句："大夫，我妻子说我最近打鼾总是吵到她，而且我自己也在睡觉的过程中被憋醒了几次，晚上我睡得正香，老婆有时候被我的鼾声吵醒了，就动手挪我的枕头，结果她是睡着了，却把我吵醒了，有没有什么方子可以治疗打鼾啊？"

我给他推荐了一个简单的小方—花椒水。具体做法：取花椒5～10粒，临睡前放到开水中泡一下，等到水凉后服下。

十几天后，我出去买菜碰到了那位患者的老婆，她说老公连续喝了5天我开的药方就不再打鼾了，现在两个人都能安安稳稳地睡觉了。

打鼾本身的人可能并不知道自己有多吵人，可同处一室的人却难以在这种噪音下安眠，再加上打鼾可能为其他疾病的前兆，因此一定要谨慎对待。

那为什么花椒水能治疗打鼾呢？花椒有扩张血管、降血压之功，对于因为血压过高、心血管疾病而出现打鼾的患者来说，此方有改善之功。

不过，长期受打鼾困扰的患者还是最好到医院进行诊断，找出病因，对症治疗，从根本上治愈打鼾。

中耳炎，喝点金银菊花茶

症状：中耳炎

便宜方：金银花菊花茶：取少量金银花放到干净的碗中，倒入适量开水冲泡，代替茶来饮用。

中耳炎为累及中耳全部或部分结构的炎性病变，容易发生在儿童身上，主要分成化脓性、非化脓性两种。其中，非化脓性包括分泌性中耳炎、气压损伤性中耳炎等，化脓性中耳炎可分成急性、慢性炎症两种。

记得有一次，一位患者来我这里看病，他患的是化脓性中耳炎。我仔细询问了一下患者的工作状况，他说自己从事的是销售保险的工作，一天到晚东奔西跑。有时候刚刚拿起筷子准备吃饭，客户的电话就到了，让他赶紧过去应对理赔事件。那位患者说，他没什么学历，一直也没找到什么称心的工作，终于入了保险这行，可自己有些脑腆，应对各种事宜的时候总觉得不是那么得心应手，内心的压力非常大，整天处在焦虑的状态之中，但是他又不能抱怨什么，只能继续坚持着。

从中医的角度上说，化脓性中耳炎多是肝胆、三焦蕴热、复感外邪、风热上扰、凝聚在耳底，时间一久，就出现了脓。

可以说，那位患者出现的化脓性中耳炎就是由于工作压力大、心情焦虑，使得风热上扰所致。

那位患者出现的化脓性中耳炎并不严重，于是我给他开了个简单、便宜的有效药方—金银菊花茶。具体做法：取少许金银花、菊花放到干净的容器中，倒入适量沸水冲泡，代替茶来饮用，直到症状完全消失。

此方剂之中，金银花有消暑解热、止渴消毒之功，并且，金银花有抗病原微生物之功，可以抑制各种致病菌，如大肠杆菌、溶血性链球菌、金黄色葡萄球菌、痢疾杆菌等；对脑膜炎双球菌、肺炎球菌、结核杆菌均有抑制、杀灭之功，对于痈肿疔疮、肠痈肺痈有非常好的散痈消肿、清热解毒、消炎之功。菊花有清热疏风、降肝火之功，并且，现代药理学研究证明，菊花里面含有菊苷、腺嘌呤、氨基酸、各种微量元素，有抑制链球菌、葡萄球菌、流感病毒、皮肤真菌的功效。

大概一个星期之后，那位患者又来到诊所，他说自己的化脓性中耳炎已经得到了很大程度的好转，不过我建议他继续服药至症状完全消失。而且嘱咐他要保持乐观、积极的心态，适当为自己减压，坚持做些基本的身体锻炼，这样才能彻底远离中耳炎。

耳鸣、耳聋，就吃葱花炒木耳

症状：耳鸣，耳聋

便宜方：葱花炒木耳：取少许干木耳泡发，清洗干净，之后准备适量葱花；将锅置于火上，倒入适量植物油，油热后，放入葱花爆香，倒入适量木耳，翻炒至熟，调入适量盐，翻炒均匀即可。

耳鸣、耳聋是耳科疾病中常见的两种症状，不过常常同时发作，二者的病理基本相同，因此，医学上通常将二者放到一起研究。耳聋，即听觉系统传音、感音功能异常引发的听觉障碍或听力减退。耳鸣即患者耳内或头内声音的主观感觉，大都为听觉功能紊乱所致。

记得有一次，有位女士到我这里来看病，她说自己最近一直在受耳鸣折磨，脑海中好像有嗡嗡声，给她的工作、生活带来了巨大困扰。

通过仔细了解才得知，那位女士最近在迪厅上班，每天生活在巨大的音乐声中。之前她在家过惯了安静的生活，突然跑到吵闹的地方耳膜肯定会受不了。并且，在迪厅上班一般是在晚上，晚上睡不好，还要接受各种吵闹之声，睡眠无规律，心情也跟着变差，精神状态不佳使得耳鸣状况日趋加重。

从中医的角度上说，导致耳聋的外因为风热侵袭、暴震外伤；内因为肝火上炎、耳窍失养，一般来说，补肾益精、益气健脾即可改善。不过这位女士的耳聋问题并不严重，我就给她开了个省钱又有效的食疗方—葱花炒木耳。

具体做法：取少许干木耳泡发，清洗干净，之后准备适量葱花；将锅置于火上，倒入适量植物油，油热后，放入葱花爆香，倒入适量木耳，翻炒至熟，调入适量盐，翻炒均匀即可。

此药膳之中，黑木耳性平味甘，有补气补肾之功；葱花可解郁温通，理气止痛，二者结合能够很好地治疗耳鸣。

那位女士按照我说的方法进行一个星期的食疗，再复诊时耳鸣已经基本消失。如今，社会节奏越来越快，人们长时间处在紧张、疲劳状态，一旦受外界刺激，或长期用耳机听音乐，很容易患上耳鸣。所以，我提醒那位女士，一定要保持愉悦的心情，休息得当，注意养护气血。

吸烟、喝酒都可能会导致耳鸣，因为烟酒之中含各种有害物质，会破坏循环系统，使得耳内神经、血管缺氧更加严重。并且，耳鸣患者还应当忌辛辣食物，如辣椒、韭菜等。

酒糟鼻，黄连泡水帮你消

症状：酒糟鼻

便宜方：黄连泡水：每天取 5 克黄连，倒入适量沸水浸泡，调入 20 克白糖，搅拌均匀，每天早晚各服一次，一个月为一疗程。

　　酒糟鼻又名玫瑰痤疮、赤鼻、酒渣鼻等，是一种出现在面部的皮肤疾病，多发生在颜面中部、鼻尖、鼻翼处，甚至会出现在两颊、颌部、额部。轻者通常表现为毛细血管扩张、局部皮肤潮红、油脂多；严重者可能会生出红色小丘疹、脓疱，甚至会导致鼻端肥大、毛囊哆开，进而形成鼻赘。

　　现实生活中，我们在观察人的时候都会不由自主地看看对方的鼻子，如果对方是酒糟鼻，长个鲜艳的红鼻头，一定会非常惹人注目，也非常难看，严重影响到一个人的自信。不管酒糟鼻的程度是否严重，都会影响到容貌和整体形象。

　　记得有一次同学聚会，其中一位同学引起了我们的注意，她的鼻头红红的，还有点肿，我一眼就看出她这是酒糟鼻。她知道我是中医，吃饭的时候故意坐在我旁边，闲聊之际，问我有没有什么方法可以治愈酒糟鼻。

　　吃饭期间我注意到一个现象，就是我的这个同学对辣味食物情有独钟，清淡的菜肴她几乎没怎么动过。于是我问她："你平时是不是喜欢吃辣椒啊？"她回答道："不仅是辣椒，大蒜、芥末、胡椒什么的我都爱吃。"我又问道："你的酒糟鼻出现多久了？"她思索了一会儿，回答道："记不清了，反正好几年了，也吃过药，不过没什么效果。"

　　我给那位同学推荐了个简单、有效的便宜方—黄连泡水。具体做法：每天取 5 克黄连放入干净的容器中，倒入适量沸水，调入 20 克白糖，搅拌均匀，每天早晚分别服一次，一个月为一疗程。并且，我嘱咐那位同学在这段时间忌食所有辛辣、油腻食物。

　　从中医的角度上说，肺开窍于鼻，是常见的清肺热药物，能够在一定程度上治疗酒糟鼻。现代医学上虽然并未明确酒糟鼻产生的原因，不过有一点可以确定，酒糟鼻和嗜酒、吃辛辣食物有关，鼻部毛囊感染为主要症状。一般情况下，医生都会嘱咐酒糟鼻患者戒酒，忌辛辣食物，同时涂抹甲硝唑或硫黄软膏等。

近几年研究证明，酒糟鼻和胃部幽门螺杆菌有密切关系。因为胃中的螺杆菌感染会使得身体产生抗体，最终导致鼻部出现抗体反应，因此，杀灭幽门螺杆菌为根治酒糟鼻的根本。而黄连为众多药材之中杀灭幽门螺杆菌的最佳药材。

从这里我们也能看出，通过黄连消除胃火治疗酒糟鼻既符合中医医药原理，也和西医有相通的地方。

最开始那位同学看我给她开的方子将信将疑，但是听到我给她介绍完这其中的原理之后，她回家之后还是执行下去了。一个月之后，那位同学打电话给我，说自己的酒糟鼻已经好转很多，基本恢复至正常状态了。

不过在此强调一点，我的那位朋友出现的酒糟鼻症状还不是很严重，采用这种方法是非常可行的。可是酒糟鼻后期时，会出现肥厚鼻赘，单纯吃药、涂抹已经无济于事，只能通过手术切除。此外，若酒糟鼻已经对鼻部毛细血管产生影响，最好配合激光治疗。

第六章

外科疾病便宜方，小花费大疗效，痛痒均莫愁

四肢麻木，喝老丝瓜络汤

症状：四肢麻木

便宜方：老丝瓜络汤：取老丝瓜络50克放入锅中，倒入适量清水，煎汤，每天服2次，连续服1个星期，趁温热服下即可。

四肢麻木为日常生活中的常见症状，怀孕或长时间维持同一姿势睡眠、如厕等，皆可能使肢体某个部分产生麻木感。通常情况下，麻木感会在短时间内消失，不会伴随其他症状。不过，如果是某种疾病引发的麻木就不同了，如糖尿病、神经炎、脑血栓、颈椎骨质增生、局部神经受刺激、药物或化学制剂引发的等，持续时间久，而且会反复发作，遇到这种情况，应当先查明病因，疾病被治愈，麻木才会消失。

脑动脉硬化或阻塞引发的手脚麻木会伴随着头痛、头晕、记忆力下降、视力衰退、血压增高或偏低、血脂增高等症，这种手脚麻木多为半侧，有时发生在两侧，患者的年龄通常较大。

因颈椎病而出现麻木的患者通常侧手或上肢麻木，同时伴随着肿胀疼痛，正常的活动受到影响。

多发性末梢神经炎引发的麻木多出现在肢端，如手指、脚趾等，呈对称性麻木，多与疼痛同时出现。

血栓性脉管炎可能会诱发脚趾端或足部发凉、发冷、剧烈疼痛、足部动脉搏动变弱甚至消失等。

记得有一次，一位老人来到诊所，她已年过六十，患有高血压十余年，一直靠吃药控制病情。她告诉我，自己最近常常手脚麻木，有些头晕，视物模糊，记忆力也变差了。很明显，老人出现的手脚麻木是高血压引起的。我给老人测了测血压，有些偏高，于是嘱咐她回去之后勤测血压，饮食上尽量清淡些，按时服药，保持良好的心情和规律的作息时间。同时给她开了能够辅助缓解手脚麻木的便宜方——丝瓜络汤：

具体做法：取老丝瓜络 50 克放入锅中，倒入适量清水，煎汤，每天服 2 次，连续服 1 个星期，趁温热服下即可。

老丝瓜络不仅可以通脏腑脉络、祛风解毒、消肿化痰、祛痛杀虫、治诸血症，还可以治疗胸胁疼痛、风湿痹痛、经脉痉挛等症，四肢麻木者服用此方能够解除不舒服的麻木感。

一个星期之后，老人来复诊，告诉我麻木症状已经基本消失，我给老人测了测血压，已经回归至正常水平。

风湿性关节炎，就吃洋葱凤爪粥

症状：风湿性关节炎

便宜方：洋葱凤爪粥：取洋葱适量，去皮后清洗干净，切成片状；鸡爪清洗干净后烫一遍，清洗干净；把洋葱和鸡爪一同放入锅中，加适量清水熬煮，盖好锅盖，开大火煮沸；之后放入淘洗干净的粳米，继续熬煮至粥熟。

风湿性关节炎是常见的急性或慢性结缔组织炎症，此病会反复发作，可能会危及心脏健康。是一种变态反应性疾病，多因急性发热、关节疼痛所致。

风湿性关节炎是一种慢性疾病，身体中的各处关节都可能出现此病，并且，感冒、阴雨天气中症状会加重，此病的诱因可能为体质虚弱、周围环境寒冷潮湿，还可能为关节浸在冷水中时间太久所致。

曾有位风湿性关节炎患者到诊所里来看病，他告诉我，一到冬季，全身关节都会疼痛，特别是背部和膝盖、脚踝等处的疼痛特别明显，有时甚至痛得动弹不得。

我给他拿了盒艾灸条，告诉他经常艾灸腹部、关节，让身体暖和起来，症状就会逐渐减轻。后来他来诊所复诊，告诉我这种方法非常有效，不过天气突然转凉的时候还会出现之前的症状。

针对此类现象，我又给他推荐了一款调补的药膳—洋葱凤爪粥。

具体做法：取洋葱适量，去皮后清洗干净，切成片状；鸡爪清洗干净后烫一遍，清洗干净；把洋葱和鸡爪一同放入锅中，加适量清水熬煮，盖好锅盖，开大火煮沸；之后放入淘洗干净的粳米，继续熬煮至粥熟。

此药膳之中的洋葱味甘、微辛，性温，有润肠、和胃、健脾、散淤、解毒之功，不但能降血压、抗凝血、降血脂、降血糖、消炎，还可抗过敏、预防骨质疏松、降低癌症的发生概率；鸡爪营养丰富，富含钙质、胶原蛋白，不但能软化血管，还有美容之功。中医认为，凤爪能治疗关节炎症等经筋疾病；洋葱可发散风寒、温中通阳、利湿祛痰，二者搭配熬出的粥非常适合风湿性关节炎患者食用。

风湿性关节炎的恢复缓慢，并且容易复发，所以患者要调整好自己的心态，用积极、乐观的心态面对疾病，对于疾病的治疗大有益处。

痔疮，就喝无花果猪蹄汤

症状：痔疮

便宜方：无花果猪蹄汤：取无花果 100 克清洗干净后剥开；猪蹄 2 只处理干净，放到沸水锅中焯一下，捞出，清洗干净；将锅置于火上，倒入适量清水，加入猪蹄、无花果、料酒、盐、姜片、葱段，水沸后，转成小火继续炖煮至猪蹄熟烂，挑出里面的葱和姜，放入少许胡椒粉调味，搅拌均匀即可。

痔疮是肛门部位的常见疾病，可能出现在任何年龄段人群中，不过随着年龄的增长发病率会提升。

有的人经常腹泻、有的人经常便秘，可还有一类人，既便秘又腹泻，时而便秘时而腹泻非常容易导致痔疮。

记得有一次，一位中年男性来诊所看病，他身形消瘦，面色萎黄，满脸的痤疮，说话也没什么底气。他告诉我，人家都是便秘或腹泻，而他却是既便秘又腹泻，两者交替出现。最开始他也没把这种现象放在心上，就这么一直拖了 5 年。直到最近出现了便血，长了痔疮才去就诊，可是大夫开的药却没起什么作用。后经人介绍找到了我。

我给他进行了望闻问切的诊断，认为他的病拖延的时间太久，要想彻底治愈，必须从恢复胃肠功能开始。于是，我给他开了些汤药，并嘱咐他回去之后吃些无花果猪蹄汤。此汤不仅美味，而且疗效非常不错。

吃此药膳不但能够补充营养，还可调理肠胃，帮助肠胃恢复正常消化、吸收、排泄功能。此汤之中的主要用料是无花果、猪蹄，其中，无花果含多种脂类，有促进食欲、助消化、润肠通便之功，患者的身体已经备受折磨，变得非常虚弱，急需清补。猪蹄有养血润肤、润肠道之功，攻补同时进行，即可达到调整脾胃的目的。

大概两个月左右，患者前来复诊，告诉我他的痔疮已经不怎么犯了，大便也逐渐正常、规律，胃口比之前好很多。我看他整个人气色好了不少，不像之前那般干黄，脸上泛着红光。不过我还是嘱咐他继续喝上一段时间，彻底补养好脾胃，以免痔疮再度发作。

无花果猪蹄汤的具体烹调方法：取无花果 100 克清洗干净后剥开；猪蹄 2 只处理干净，放到沸水锅中焯一下，捞出，清洗干净；将锅置于火上，倒入适量清水，加入猪蹄、无花果、料酒、盐、姜片、葱段，水沸后，转成小火继续炖煮至猪蹄熟烂，挑出里面的葱和姜，放入少许胡椒粉调味，搅拌均匀即可。大便不畅时，连续服 3 天，佐餐温服，每天 2 次。

痔疮，槐花汤效果佳

症状：痔疮

便宜方：槐花汤：取槐花 20 克、糯米 100 克、猪肠头 350 克、生姜 3 片，先把槐花、糯米放到清水中浸泡，猪肠头用去皮蒜头反复穿过，而后用生粉、生油反复揉搓，放到清水里冲洗干净。糯米装进猪肠里，两头用水草扎好，注意，必须有一定的空间。把处理好的猪肠、槐花、生姜一同倒进瓦煲内，加入适量清水，开大火煮沸，而后转为小火继续煮2小时左右，调适量食盐即可。

槐花在城市里面很少见，可是在农村却随处可见，尤其是在春季，到处都能见到雪白的槐花，闻到槐花的香气。

记得小时候，家中的院子周围栽了几棵槐树，一到槐花盛开之时，小孩子们就会采上一把槐花放到口中，香甜满口，为孩子们喜爱的美食。

槐花不仅香甜可口，而且可以治病。槐花花蕾里面含有芦丁、槲皮素、槐花二醇、葡萄糖、葡萄糖醛酸等成分。芦丁可改善毛细血管功能，保护毛细血管。适合高血压、糖尿病患者常食；还可治疗痔疮下血、血痢、尿血、血淋、崩漏、吐血、衄血、肝热头痛、目赤肿痛、痈肿疮疡等。从中医的角度上说，槐花有清热凉血、止血之功，可治疗吐血、尿血、痔疮出血、风热目赤等症。

一到秋季，就会有很多人患上肛肠疾病。记得有一次，一位患者来到诊所，进门时，我看到患者一瘸一拐的，仔细一问才知道，是得了痔疮。

秋季气候干燥，再加上现代人的生活压力大，过劳很容易患上便秘、肛裂等，进而出现感染，诱发肛周围脓肿，痔疮等肛肠疾病在秋季也会加重。特别是对于青壮年人来说，平时的工作压力较大，饮食、作息不规律，这让青壮年成为秋季肛肠疾病的高发人群。若便血，血液呈鲜红色，或便后肛门痛，都可能是肛裂症状，要提高警惕。

患者告诉我，自己前几天上厕所时发现大便里面有血，用手摸了一下，才感觉到肛门鼓出一大块，当时被吓了一跳，这些天只要坐在椅子上就会疼痛难忍，左扭又扭的，非常难受。我问她这种状况持续了多长时间，她告诉我她有便秘史，自己是个办公室文员，很少运动，吃得少，排的也非常少，曾经出现过便血，不过多数时候出现一次症状就会自行消失。可这一次却连续好几天都这样，疼痛难忍，坐立难安，甚至睡觉的时候也要趴着，正赶上周末，就过来就诊。

我问她上厕所的时候疼的严重吗？她回答说，自己本就便秘，再加上痔疮，上厕所就要花费二三十分钟的时间，大便硬如石头，排便的速度很慢，排便的过程就像刀割般疼痛，难以忍受。

到医院检查，医生诊断她出现的是痔疮，建议她做痔疮手术，不过割掉的时候可能会复发，甚至会使得肛门变狭窄、大便失禁等，考虑到手术的疼痛，以及手术可能导致的严重后果，她一直不敢做。自己买了些治疗痔疮的药膏，可效果不是很好，过不了几天就会复发。

我询问了一下她的日常饮食规律，她说自己平时不怎么吃果蔬，喜欢吃肉类，对油炸、烧烤食物情有独钟，比如炸鸡块、烤肉、薯条等。听到这儿，我大概明白，她所出现的痔疮很可能是她这种长期不良的生活习惯所致。我给她开了槐花汤，嘱咐她回去之后坚持服用，尽量清淡饮食，少吃油腻、辛辣之品。连续服用一个星期之后，那位患者又来到诊所，说自己的痔疮已经消失，便秘症状也有所改善，问我还用不用继续服药，我让她继续服用一个疗程的槐花汤来巩固治疗。

具体做法：取槐花 20 克、糯米 100 克、猪肠头 350 克、生姜 3 片，先把槐花、糯米放到清水里浸泡，将猪肠头用去皮蒜头重复穿过，而后用生粉、生油重复揉搓，放入清水里冲洗干净。将糯米装进猪肠内，两头用水草扎紧，注意要留一定的空间。把处理好的猪肠、槐花、生姜一起放在瓦煲中，加适量清水，开大火煮沸，而后转为小火继续煮 2 小时左右，调入适量食盐即可。每个星期服 2 ~ 3 次。大概连服一个星期左右就能见效。

肠道里的毒素会随大便排出体外，若出现便秘，毒素就会在肠道中堆积，此时吃辛辣食物会刺激痔疮发作，导致气虚下陷，甚至脱肛。脱肛为人体阳气衰弱引发的。现代人的工作、生活压力非常大，易导致下焦阳气虚衰，收摄受阻，或中气下陷，这两种状况的外在表现为脱肛。

多数人认为痔疮不会对身体状况有太大影响，所以不会太放在心上，即使患了痔疮，也只是随便抹些药膏，并不会想到去治疗。可是你要知道，痔疮的治疗不及时，会导致肛门不适、疼痛、出血，会影响到正常工作、学习、休息，甚至会导致贫血、抵抗力下降等，要知道，拖延痔疮会诱发直肠癌。

槐花汤出自《魏氏家藏方》卷七，此方剂的主要构成药材为：橡斗子0.3克，槐花30克（两味同炒黄色），白矾0.3克（枯），用温酒送服，没有时间限制。可治疗便血，坚持服药一段时间，若效果仍然不好，可再配合槐角丸、麝香痔疮膏同用。过不了几天，痔疮就会消失。

患上痔疮后，不要太着急，可内服槐花汤，外敷疮膏，同时规范自己的生活习惯，同时减少自己每天坐着的时间，抽时间散半个小时以上的步，每天清洗肛门，保持卫生。饮食尽量清淡，避免吃辛辣食物，配合吃些粗粮，把软椅换成硬板凳；每天提肛3～5次，每次50～100下，有提升阳气，气归丹田，温煦五脏的功效。若是能做到上述几条，即可真正远离痔疮。

荨麻疹，就喝蜂蜜香菜饮

症状：荨麻疹

便宜方：蜂蜜香菜饮：取适量新鲜的香菜，去掉根须后清洗干净，放到锅内，加适量清水煮 5 分钟左右，调入适量蜂蜜即可。

荨麻疹是常见的皮肤病，为不同因素导致的皮肤黏膜血管反应性疾病，症状反复出现，大都是边缘清楚、红色或白色瘙痒性风团，被中医称作"隐疹"、"风疹块"。

荨麻疹最开始发病的时候仅仅表现为皮肤瘙痒，不过如果抓挠皮肤会生出大小不一的风团，有剧烈瘙痒，瘙痒时停时起，甚至会伴随着咽喉肿痛，患者经常彻夜不眠。

记得有一次，有位女士带着一个小男孩儿来到诊所，她说不知道为什么，孩子的身上突然长出很多红疙瘩，用了些消炎消肿的药膏也不起作用。

我看了一下，那些疙瘩黄豆粒大，上面有水泡，通常都是晚上长出，奇痒，那位女士说，前段时间一直阴雨连天，雨过后，孩子的身上就突然长出大片红疙瘩。最开始以为是水泡，给孩子吃了些抗生素，却没见好转，之后擦了些湿疹膏也不见好转，连续半个月反复发作。

其实，这孩子身上所长的就是荨麻疹，是秋季常见病，蚊虫叮咬、潮湿不洁、消化不良等均可能诱发荨麻疹，我建议她回去之后给孩子擦些蚊虫叮咬止痒药，同时保持皮肤清洁，避免潮湿。

我给那位家长介绍了个治疗荨麻疹的老偏方—蜂蜜香菜饮：

取适量新鲜的香菜，去掉根须后清洗干净，放到锅内煮 5 分钟，加入适量清水，调和适量蜂蜜，每天喝 1 次，连续喝 3 天，荨麻疹引发的红、肿、痒等症就能消失。

香菜味辛温，通脾，达四肢，可以清除人体中一切不正之气，有发汗解表、宣肺透疹之功，疹出不畅的人可服用。

眼睛干，吃芝麻就能润目

症状：眼睛干

便宜方：芝麻：每天吃一小捏芝麻即可。

如今，生活在都市中、坐办公室的人越来越多，长时间对着电视、电脑使得很多上班族出现眼睛干涩、眼疲劳等不适症。其实，眼睛干涩的诱因很多，不过最主要的诱因就是用眼过度。

很多人都是对着电脑一动不动待上几小时，电脑发出的射线会刺激眼睛，眼睛干涩就成为无法避免的事情。其实，眼睛干涩为泪液供应减少、泪液大量蒸发所致，仅仅靠涂抹眼药水是不行的。

记得有一次，一位出版社的女编辑到我这里来看病，她三十出头，从事编辑工作七八年了。编辑大家都知道，每天对着电脑打字，或是对着书本校稿，难免用眼过度。平时常备眼药水，眼睛干涩时就会滴上几滴，可只能暂时缓解干痛症状，过不了一个小时就又会干涩疼痛。她问我有没有其他方法可以缓解眼睛干涩症。我想了想，回答道："你回去之后每天吃上一小捏芝麻，能够滋润你的双眼。"

眼睛干涩、疲劳除了要有适宜的光线，进行充分的休息，还需要补充营养。要做到营养均衡，必须多食果蔬和豆类，因为果蔬和豆类之中富含维生素、蛋白质、膳食纤维等营养物质，可以滋养、保护双眼。

从古代开始，芝麻就被看成是强壮益寿之品，《名医别录》中提到，芝麻可"坚筋骨，明耳目，耐饥渴，延年益寿"。《本草备药》中提到，芝麻可"明耳目，乌须发，利大小肠……"从这里我们也能看出，芝麻有明目之功。

中医认为，芝麻性平，味甘，有滋补肝肾、养血明目、润肠通便、益脑生髓的功效，可治疗肝肾亏损、须发早白、视物模糊、眼睛干涩等症。

从中医的角度上说，眼睛干涩为"内燥"之症，又名"津亏"、"血燥"，为视物时间过久致使阴亏津少，而芝麻可养血润燥，滋阴养肝，因此，吃芝麻就能够缓解眼睛干涩。

现代营养学研究证明，芝麻里面富含人体所需的各种营养素，特别是蛋白质、钙质含量丰富，而且还含有维生素 A、维生素 D、维生素 E，以及 B 族维生素，这些维生素都有维护眼睛正常功能的作用。此外，芝麻里面丰富的油酸、亚油酸、甘油酸，皆属不饱和脂肪酸，是人体细胞的重要组成部分，常食能够明亮双目。

那位女士回家之后，每天吃一小捏芝麻，一段时间之后，眼睛干涩的症状就得到了缓解。不过提醒大家注意，芝麻不宜过量食用，否则，不但没有良效，还可能会产生负面影响，如脱发、反胃等。

骨质疏松，喝点山药骨头汤

症状：骨质疏松

便宜方：山药骨头汤：山药，筒子骨，香菇，香菜，姜，调味料。先将筒子骨清洗干净，冷水入锅，放几片老姜去腥；之后将初锅水倒掉，洗净筒子骨；将锅内放满水，放入香菇、葱、姜；调入少量料酒，开大火煮沸，之后转成小火继续炖 3 小时；将山药去皮后切成滚刀块，用盐水抓几下，冲洗干净，以去掉山药表面的黏液；将山药倒入锅中，开大火煮沸，之后转成小火继续炖 1 小时；食用前撒些盐调味，盛到汤碗内撒些葱花、香菜即可。

现在，很多年纪并不大的人却出现了骨质疏松，这些人出现的骨质疏松可能是久坐、长时间不活动、精神紧张等因素所致。一提到骨质疏松，多数人首先想到的就是"缺钙"两个字，实际上，这并不是主要原因，人们之所以会缺钙，主要是肾精不足所致。中医是如何治疗骨质疏松的？

肾精充足的人，骨骼疾病的发生概率很小，而且骨头非常坚硬，绝不会患骨质疏松。肾为先天之本，肾主骨藏精。肾藏精是主骨的实质、物质基础，在骨的发生、成长、退化演变的过程中起着重要作用。人之五脏六腑皆源于肾中的先天之精，即生骨之精气，若没有先天之精，骨髓则不生，骨不能成。

若想让骨头生长旺盛，也需依赖后天之精气，它可以让骨头从娇嫩变成熟，从成熟变强健；反之，若骨头从强健变虚弱，由虚弱变痿软，很可能为后天精气亏损所致。因此，为了预防骨骼早衰，延缓骨骼退化，必须照顾好后天精气。

从这里我们也能看出，肾精亏虚为骨质疏松的主要诱因。现代医学对骨质疏松进行研究后把骨质疏松归入"骨痿"、"骨痹"的范畴。

肾精亏虚为骨痿之根本，火热内灼为发病的中间环节，骨水空虚为发病的直接原因，足不任身、腰脊不举为其特征性表现。肾水不足就会无法制水，进而导致火热内盛，进一步消耗肾中精气，导致肾无所充，它的骨髓非常虚弱，一定不能滋养骨头，久而久之，就形成骨痿，主要表现为：无法支撑身体、行动不便。

骨质疏松的另一种归属为骨痹，寒痹在骨痹里面最常见。寒痹又名痛痹，主要表现为骨髓酸痛，而且觉得骨头沉重，举不起来。高热之邪入侵体内也容易诱发骨痹。

中医理论：肾主封藏，主骨生髓，纯虚而无实证。因此，骨痿、骨痹的出现皆因肾虚所致。若在肾虚的基础上患内生火热、骨髓空虚即为骨痿，此即为纯虚之证；肾虚基础上感受风寒湿热之邪入侵体内，即为骨痹，是虚中夹实之证。因此，骨质疏松和肾精不足有直接关系。对于因肾精亏虚而出现骨质疏松的患者，我通常会给他们推荐山药骨头汤。

具体做法：山药，筒子骨，香菇，香菜，姜，调味料。先将筒子骨清洗干净，冷水入锅，放几片老姜去腥；之后将初锅水倒掉，洗净筒子骨；将锅内放满水，放入香菇、葱、姜；调入少量料酒，开大火煮沸，之后转成小火继续炖 3 小时；将山药去皮后切成滚刀块，用盐水抓几下，冲洗干净，以去掉山药表面的黏液；将山药倒入锅中，开大火煮沸，之后转成小火继续炖 1 小时；食用前撒些盐调味，盛到汤碗内撒些葱花、香菜即可。

山药有健脾、固肾、益精之功；筒子骨里面富含钙质，能够为骨质疏松的患者补充钙质。此汤美味开胃，还能够补充体力，提升自身免疫力。

第七章

内科疾病便宜方，
花小钱也能调治好你的身体

风热感冒，就喝白菜百叶汤、薄荷粥

症状：风热感冒

便宜方：

1.白菜百叶汤：取牛百叶 180 克，刮掉黑衣，用清水清洗干净，切成长形小块；取鲜白菜 300 克，清洗干净后切成小段；姜清洗干净后切成丝状；将上述处理好的食材一同放到锅中，倒入适量清水，点几滴香油，用大火烧沸；之后转成小火煲一两个小时，调入适量的盐即可。

2.薄荷粥：取鲜薄荷 20 克，粳米 50 ~ 100 克，冰糖适量。先把薄荷清洗干净，放入锅中，加适量清水煎浓汁，过滤取汁；将粳米淘洗干净后放入锅中，加适量清水熬粥，粥将熟时，放入薄荷汁、冰糖，沸腾后继续煮几分钟即可。

风热感冒为风热之邪犯表、肺气失和所致。主要症状为：发热重、微恶风、头胀痛、有汗、咽喉肿痛、咳嗽、痰黏或黄、鼻塞而且流黄涕、舌尖边红、口渴喜饮、舌苔薄而微黄。风热感冒高发于夏秋季，受风热侵袭而致。从中医的角度上说，风热感冒为感受风热之邪引发的表证。

记得有一次，一个二十出头的小伙子匆匆忙忙跑着到诊所，一进门就说："医生，这几天天热，我妈得了风热感冒，吃普通的感冒药根本不管用，您给开点中药吃吧。"

一到夏季，患风热感冒的人很多，不过我一般不会给他们开药。我想了想，说道："不用开药，回家给你母亲做一碗白菜百叶汤，吃上两三顿就能痊愈。"

小伙子将信将疑，第二天晚上又来到诊所，高兴地说："医生，太感谢你了，我妈妈才喝这道汤 2 次，感冒症状就好多了，食欲大增。不过我有个疑惑，为什么喝这个汤就能治风热感冒？"

我耐心地给他讲起来："此汤之中的主要材料为白菜、牛百叶、生姜，其中，白菜性寒，可以治疗夏季暑湿引发的感冒；牛百叶有补虚弱、益脾胃之功，适合长夏食用。你妈妈出现的是热伤风感冒，表现出发烧、口渴、咳嗽、浑身不适等症，而白菜百叶汤刚好治疗此症，且有开胃之功，可以帮助患者提升食欲。"

说了这么多，下面给大家介绍一下白菜百叶汤的具体烹调方法：取牛百叶 180 克，刮掉黑衣，用清水清洗干净，切成长形小块；取鲜白菜 300 克，清洗干净后切成小段；姜清洗干净后切成丝状；将上述处理好的食材一同放到锅中，倒入适量清水，点几滴香油，用大火烧沸；之后转成小火煲一两个小时，调入适量的盐即可。每天早晚温热服用，连续服用 3 天。

其实，还有一个药膳方治疗风热感冒的效果也非常好。就是薄荷粥。薄荷粥的主要原料为薄荷、大米、冰糖。其中，大米有匡扶人体正气之功；薄荷味辛、性凉、无毒，有清除人体湿热之功，所以能够治疗风热感冒，并且，薄荷的清凉之感可以缓解人的夏季疲劳，让人精神焕发；冰糖有补中益气、和胃润肺、止咳化痰之功。三者搭配烹饪出的膳食，有清热解毒、清咽利喉之功。

取鲜薄荷 20 克，粳米 50 ～ 100 克，冰糖适量。先把薄荷清洗干净，放入锅中，加适量清水煎浓汁，过滤取汁；将粳米淘洗干净后放入锅中，加适量清水熬粥，粥将熟时，放入薄荷汁、冰糖，沸腾后继续煮几分钟即可。每天吃1次，午饭后凉服。

肺虚咳嗽，紫苏酒帮你补虚、消炎

症状：肺虚咳嗽

便宜方：紫苏酒：取紫苏酒120克，黄酒5000毫升，把紫苏酒放到锅中，开小火微炒，装到布袋内，放到小坛子内，倒进黄酒中浸泡，盖盖密封，一个星期后开封，弃掉药袋即可。

曾经有位老太太到我这里看病，她说自己已经患咳喘很多年了，最近一段时间咳喘不止，平时也是稍微受点凉就会咳喘，每次咳喘时都会痛苦不堪。

既然此病已经患了很多年，那么肯定是一时半会儿难以痊愈的，仅仅吃些止咳平喘药也只能顶一时之事。我给她开了些紫苏子，让它回去之后泡酒服下，对她的咳嗽大有益处。

老人的咳嗽为肺虚咳嗽，主要症状为：咳嗽气逆、胸膈不利、喘息痰多、痰色白黏。治疗的过程中注意止咳平喘、降气消痰。在给老人治疗这次出现的咳喘的同时，我嘱咐老人回去之后常喝紫苏子酒。

紫苏子酒的具体做法：取紫苏酒120克，黄酒5000毫升，把紫苏酒放到锅中，开小火微炒，装到布袋内，放到小坛子内，倒进黄酒中浸泡，盖盖密封，一个星期后开封，弃掉药袋即可。

老人回去之后按我的药方服药，咳喘很快就止住了，之后又连续喝紫苏子酒一段时间，咳喘几乎不怎么发生了。

此药酒方中的紫苏有治疗咳嗽之功，其味辛、性温，归肺经。有降气化痰、止咳平喘、润肠通便之功。《药品化义》之中提到："苏子主降，味辛气香主散，降而且散，故专利郁痰。咳逆则气升，喘急则肺胀，以此下气定喘。膈热则痰壅，痰结则闷痛，以此豁痰散结。"《黄帝内经》有云："膻中为上气海，如气郁不舒及风寒客犯肺经，久遏不散，则邪气与真气相持，致饮食不进，痰嗽发热，似弱非弱，以此清气正邪，大为有效。"从这里我们不难看出，紫苏子不但可以消痰平喘，还可下气补虚，非常适合年老体虚有痰喘咳嗽的患者服用。

将紫苏子和黄酒搭配，黄酒有活血祛寒、通经活络之功，可以有效抵御寒邪，不仅能充分发挥出紫苏子之功效，而且有益于患者服用。不过要注意，服此酒前要先咨询医生，切不可妄服。

支气管炎，给你推荐几款食疗方

症状：支气管炎

便宜方：

1. 甘草醋饮：取甘草 6 克，醋 10 毫升，蜂蜜适量，将甘草放入干净的容器中，倒入适量醋，再倒入沸水冲泡，可以根据个人口味调和蜂蜜，直接饮用，每天 1 剂。

2. 芥菜粳米粥：取芥菜 60 克，粳米 100 克，将芥菜清洗干净后切碎，与粳米一同放入锅中，倒入适量清水熬粥。

3. 苏子粥：取苏子 30 克，陈皮 1 克，粳米 50 克，红糖适量，将苏子捣成泥状，陈皮切碎，之后与粳米、红糖一起放入锅中，倒入适量清水熬粥，趁热温服。

支气管炎患者饮食的过程中应适当增加蛋白质的摄入，如鱼类、豆制品等，经常吃新鲜果蔬，以确保维生素 C 的摄入量充足。富含维生素 A 的食物也要适当多吃些，如动物肝脏，因为维生素 A 可以保护呼吸道黏膜。烹调食物的过程中要尽量清淡，避免煎、炸食物的摄入。

下面就来为不同症型的支气管炎患者介绍几种改善症状的简单食疗方：

1. 慢性支气管炎引发的咳痰症状—甘草醋饮

具体做法：取甘草 6 克，醋 10 毫升，蜂蜜适量，将甘草放入干净的容器中，倒入适量醋，再倒入沸水冲泡，可以根据个人口味调和蜂蜜，直接饮用，每天 1 剂。

2. 急性支气管炎引发的咳痰症状—芥菜粳米粥

具体做法：取芥菜 60 克，粳米 100 克，将芥菜清洗干净后切碎，与粳米一同放入锅中，倒入适量清水熬粥。

3. 急性加重期和慢性迁延期咳嗽、气喘、痰多、便秘—苏子粥

具体做法：取苏子 30 克，陈皮 1 克，粳米 50 克，红糖适量，将苏子捣成泥状，陈皮切碎，之后与粳米、红糖一起放入锅中，倒入适量清水熬粥，趁热温服。

可以根据支气管炎的类型、症状不同，以及选材的难易程度等选择适宜的药膳方。

肺损咳嗽，喝点猪胰酒

症状：肺损咳嗽

便宜方：猪胰酒：取猪胰 3 具，大枣 100 个，白酒 3000 毫升，先将猪胰清洗干净后切成小块，放到平锅上焙干；大枣清洗干净后去核，与白酒一同装到容器内，密封，浸泡 12 天即可。

曾经有位老人到我这里看病，他说自己经常咳嗽、喘息、睡不能安，尤其是秋冬季节，症状更加严重。我给老人开了些止咳药，暂时缓解了他的症状。

临入秋时，老人又来到诊所，问我有没有什么办法可以帮助他预防秋季咳嗽，因为每年秋季都是咳嗽的复发季，每次一想到这儿，老人就会有些担心。

我给老人做过简单的诊断，也听过老人叙述自己当年的"英雄事迹"，多年以前，老人在街上遇到一个正在偷东西的小偷，就上前制止，哪之，那个小偷一挥手，又来了几个人走上前包围了老人，在与小偷恶搏的过程中，老人的肺部中了一刀，后有人报警，小偷被抓，老人也被抢救过来，成了当地的英雄。综合诊断结果和老人的叙述，我断定老人出现的是肺损咳嗽，要根治此症状，必须从修复肺损着手。

于是，我给老人推荐一款药酒—猪胰酒，让老人回去后常喝此酒，定能防治他所出现的咳嗽。

具体做法：取猪胰 3 具，大枣 100 个，白酒 3000 毫升，先将猪胰清洗干净后切成小块，放到平锅上焙干；大枣清洗干净后去核，与白酒一同装到容器内，密封，浸泡 12 天即可。可以经常服用，每次温服 30 毫升。有补肺润燥、止咳平喘之功，治疗肺损咳嗽，常年咳嗽不愈、喘息、声低气弱、睡卧不安，甚至可治疗咯血症。

此药酒之中，猪胰味甘，性平，无毒，归脾经和肺经，有健脾胃、助消化、养肺润燥、泽颜面色之功，可治疗脾胃虚弱、消化不良、消渴、肺虚咳嗽、咯血、乳汁不通、皮肤皲裂等症，至今仍然有很多地方用猪胰来防治咳嗽。

在此酒之中添加大枣主要为的是润心肺、止咳、补五脏、治肺虚劳损、除肠胃癖气，能够提升猪胰酒的药效和口感。

肺气肿，吃点五味子煮鸡蛋

症状：肺气肿

便宜方：五味子煮鸡蛋：取五味子 250 克，鸡蛋 10 个，将五味子清洗干净后放到水中浸泡半小时；鸡蛋清洗干净后放到锅内，加清水没过鸡蛋，放入少量盐，搅拌均匀，开大火烧沸，水沸后转成小火煮 10 分钟，捞出，放到冷水中浸泡一会儿，打碎蛋壳，让其表面形成均匀的小裂纹，锅中倒入适量冷水，放入五味子、鸡蛋，开大火烧沸，之后转成小火煮半小时左右，煮完后浸泡 1 小时以上即可。

肺气肿指的是终末细支气管远端气道弹性下降，过度膨胀、充气、肺容积增大或同时伴随着气道壁破坏的病理状态。根据其发病原因不同，可以将其分为老年性肺气肿、代偿性肺气肿、间质性肺气肿、灶性肺气肿、旁间隔性肺气肿、阻塞性肺气肿六种。

记得有一次，一位六十多岁的老人来到诊所，老人告诉我，自己前几年患了慢性支气管炎，去年查出来是肺气肿，常常稍微活动一下就上气不接下气。

治疗肺气肿的过程中，老人服用了大量西药糖皮质激素，不过效果不是太好，老人担心西药会有激素，服用时间久伤害身体，想着看中医，后经人介绍找到了我。老人告诉我，看中医他的心里也是有顾虑的，因为自己实在受不了中药的气味。

肺气肿为慢性支气管炎的常见并发症，由于支气管长期炎症，管腔狭窄，阻碍呼吸，导致肺泡过度充气膨胀、破裂，损害、衰退肺功能。常见损害形式包括两种：先天性，缺少某类蛋白质抑制的分解酶素，进而侵犯肺泡壁变薄。气压胀大导致肺泡破裂，容易发生在壮年；后天性，空气污染、慢支发作，肺上端受侵害引发的。

考虑到老人的病情，又考虑到老人吃不下汤药，我给他推荐一款药膳—五味子煮鸡蛋。

具体做法：取五味子 250 克，鸡蛋 10 个，将五味子清洗干净后放到水中浸泡半小时；鸡蛋清洗干净后放到锅内，加清水没过鸡蛋，放入少量盐，搅拌均匀，开大火烧沸，水沸后转成小火煮 10 分钟，捞出，放到冷水中浸泡一会儿，打碎蛋壳，让其表面形成均匀的小裂纹，锅中倒入适量冷水，放入五味子、鸡蛋，开大火烧沸，之后转成小火煮半小时左右，煮完后浸泡 1 小时以上即可。

此药膳之中，五味子又名山花椒，性温，味酸、甘，归肺经、心经和肾经，有收敛固涩、益气生津、补肾宁心之功。可以治疗久咳虚喘、梦遗滑精、遗尿尿频等症。并且，五味子中富含有机酸、维生素、类黄酮、植物固醇、木质素等，可兼补精、气、神，还可益气强肝、提升细胞排除废物的效率、供应更多氧气、营造和运用能量、提升记忆力和性持久力。

回家之后，老人按照此方连续服此药膳十多天后，咳喘、气喘、呼吸困难、胸闷等症都得到了显著减轻，问我还用不用继续服食，我嘱咐老人继续服食，至肺气肿症状痊愈再停服。

嗓子痛，教你几个便宜方

症状：嗓子痛

便宜方：

1. 西瓜皮：取西瓜皮 250 克，加 2 碗清水，煎至 1 碗，调入少许冰糖，晾凉后服下。

2. 萝卜生姜汁：取萝卜汁 400 毫升，生姜汁 50 毫升，白糖 50 克，放到一起，搅拌均匀即可。

3. 香油鸡蛋：取一个生鸡蛋放入碗中，调入 10 克香油，搅拌均匀，用温开水送服。

咽喉痛是常见病症，多发于冬季，经常伴随着感冒、扁桃体炎、鼻窦炎、咽喉类疾病等出现，多数急性咽喉痛会自己消失；但是，如果疼痛继续时间较久，或者随着时间的推移而加重，要及时看医生。

记得有一年冬天，一位三十出头的男人来到诊所，他告诉我他的嗓子发炎了，说话都困难，咽东西难受。非常痛苦。

从现代医学的角度上说，疲劳、受凉、化学气体或粉尘刺激、吸烟过度等均会诱发免疫力下降，这位男士所出现的咽喉炎就是疲劳、上火所致。

他从事的是教师工作，担任毕业班的班主任，不但要给孩子们正常上课，还经常加班熬夜为孩子们补课，劳心劳力，经常失眠，如今又被咽喉痛找上了。

了解到他的具体情况之后，我给他开了个便宜小方：取萝卜汁 400 毫升、生姜汁 50 毫升，白糖 50 克，放到一起搅拌均匀即可。饮此汁。

姜有"驱邪避恶"之功，可以让气血更加旺盛，进而祛除血毒；萝卜汁有止咳化痰之功；而糖为生津润肺之品，将上述三味食材放到一起，可以很好地缓解喉咙肿痛、祛除热毒。

咽喉肿痛症状较轻时，可以取一个生鸡蛋打入碗中，倒入 10 克左右的香油，搅拌均匀后用温开水送服。鸡蛋清味甘，性凉，有利咽清肺、解毒祛热之功。生鸡蛋清的润喉之功最佳，不过鸡蛋中有病菌、寄生虫，因此打散的鸡蛋要用开水冲服；香油味甘，性平，有润燥减肥之功，常食香油可以预防口腔疾病，能够很好地保护咽喉。

如果是夏季出现的咽喉痛，还可以采用西瓜皮法：取 250 克西瓜皮，切碎后放入锅中，加 2 碗水，煎至 1 碗，之后放入少许冰糖，晾凉后服用。西瓜为夏季解暑的佳品，有清热解暑之功，能够很好地缓解咽喉疼痛，市场上出售的西瓜霜就用西瓜皮为原料制成的。

咽喉痛患者平时要多吃些维生素 C 含量丰富的食物，以及富含胶原蛋白、弹性蛋白的食物，如牛奶、猪蹄等，一定要避免吃辛辣食物、避免喝酒抽烟。

冬、春为咽喉痛的高发季节，应当做好防寒保暖工作，室内要经常通风，保持适当的温湿度。很多患者出现的咽喉痛都是感冒引起的，所以，一旦出现感冒症状就要及时治疗，避免胡乱吃药，也不能硬扛，否则容易导致喉部菌群失调，诱发二次感染。

急性腹泻，米汤加盐能止泻

症状：急性腹泻

便宜方：取 500 毫升米汤，加 1.75 克盐；也可以取 25 克炒米，加 1.75 克盐，倒 500 毫升米同煮 2 ~ 3 分钟。

腹泻虽然不是什么大病，可一旦摊上，尤其是急性腹泻，不仅腹部疼痛难忍，而且三番五次上厕所不免有些尴尬。

记得上大学的时候，全班同学一起去吃自助，有一道菜叫一炒花蛤，由多种调料炒至而成，味道非常不错。宿舍里的小凤第一次吃炒花蛤，觉得味道好就多吃了些。哪知道，吃完后我们刚回到宿舍，小凤就开始腹泻，可是宿舍里没有泻药，诊所离得比较远，小凤一次次跑卫生间，脸色都变了。

我突然想起在老家时听老人们说过的一个偏方一米汤加盐，于是到外面的商店里买了些炒米粉放到锅中煮，加一撮盐，调匀后让小凤喝下。几个小时之后，小凤的腹泻止住了，整个人也变得精神多了，第二天早晨醒来后就痊愈了。

此方剂之中，炒米性温，而且可养脾胃，喝下去能调脾胃，温中散寒，进而止腹泻。实际上，吃坏东西引发的腹泻只要将不干净的东西排净就没事了。腹泻最危险之处为：不停地腹泻，水分、盐分不断流失，导致身体脱水、电解质紊乱。比如，我们会发现这种现象：腹泻几次之后，人的眼窝都会陷下去，整个人看起来有气无力，这就是脱水、低钠的表现，尤其对于儿童来说，若不及时控制，甚至会危及生命安全。有一项统计结果显示，发展中国家儿童死亡原因中，腹泻脱水排在第二的位置。

可能对医学知识稍微有些了解的人会问：服用生理盐水不行吗？首先，当时的情况下服用生理盐水不太现实；其次，此时服用生理盐水，正在腹泻的肠道无法吸收，喝多少排多少，穿肠而过，无法进入人体。其实，如果条件允许，在生理盐水中加些葡萄糖，通过肠道的葡萄糖－钠离子偶联吸收机制，即使正在腹泻，盐水也可以被肠道吸收，进而补充盐分和水分。

我推荐的米汤加盐的小偏方中，炒米粉可以代替葡萄糖，因为米的主要成分为淀粉，可分解成葡萄糖，并且，米汤有收敛止泻之功，可直接减少患者排便量，缩短腹泻持续时间。

腹泻，找白术酒来帮忙

症状：腹泻

便宜方：白术酒：取白术200克，白酒2000毫升，先将白术择洗干净，之后用刀切碎，放到砂锅中，倒入6000毫升清水，煮取300毫升。再把药汁放到干净的容器中，调入适量白酒，搅拌均匀，盖盖密封，放到阴凉的地方，一个星期后开封，过滤药渣，储存在瓶中。

曾经有位50多岁的糖尿病患者到我这里拿降糖药，无意中说起自己与别人不同的排便时间。她告诉我，从多年以前开始，每天早上三四点钟的时候她都会起来排大便，而且白天排便的次数也非常多，大便十次有九次不成形。

那位患者身形消瘦，面色萎黄，她告诉我，自己的腹部常常不舒服，饮食状况也不是很好，容易疲倦，有些慵懒，舌淡苔白，脉沉细。通过分析我的诊断结果和她的叙述，我断定她这是脾胃功能失健，腹胀无矢气，再加上她曾经做过开腹手术，使得中气下陷，引发泄泻。对于此种腹泻，最好的方法是喝些补中益气、健脾胃的汤药来调理。

我给她推荐了一款药酒—白术酒，有健脾胃、益气力、防治腹泻之功。

具体做法：取白术200克，白酒2000毫升，先将白术择洗干净，之后用刀切碎，放到砂锅中，倒入6000毫升清水，煮取300毫升。再把药汁放到干净的容器中，调入适量白酒，搅拌均匀，盖盖密封，放到阴凉的地方，一个星期后开封，过滤药渣，储存在瓶中。每天早晚各饮1次，每次15～30毫升。

此药酒之中的白术有健脾益气、温中，祛脾中之湿、除胃热、强脾胃之功，白术味苦、甘，性温，归脾经和胃经。临床上有名的方剂—归脾汤里的主药就是白术。只要是脾胃问题，都可以找白术帮忙。不过提醒大家注意，白术偏温燥，阴虚内热、阴津亏耗的人不宜饮用白术酒。

她回去之后按照我教给她的方法泡药酒，每天饮一盅，如今腹泻已经

这样吃 养身防大病

很少出现了。

便秘，吃点核桃大便通

症状：便秘

便宜方：核桃仁

便秘是种常见症状，最容易发生在老年人的身上，很多老年人终日饱受便秘之苦，吃不下，睡不香，排不出。

记得有一次，一位老人来诊所拿药，他说自己便秘，已经一个多星期没有排便了，让我给他开了些开塞露。

对于便秘患者，我一向不主张用速泻药。我打算给他开些药效慢，但是对身体无害的药物，可老人却说，很多治疗便秘的方子他都试过了，可都没有用，只有开塞露最管用。听老人这么说，我只能给老人开了开塞露，不过我告诉老人，靠开塞露不是长久之计。我嘱咐他回去之后每天吃个半两核桃仁，坚持一段时间。

过一周后，那位老人又来到诊所，他告诉我，自己回去之后就开始吃核桃仁，第三天早晨就开始排便，在那之后，平均每 1 ~ 2 天都会排便一次，大便越来越畅通，干湿正常。从那之后，老人养成了每天吃核桃的习惯。其实，吃核桃不但可以治疗老年便秘，还可预防老年动脉硬化、老年性痴呆等症。

核桃中富含核桃油、粗纤维，吃下去后，核桃油可软化大便、润肠道。

此外，粗纤维可吸水膨胀、促进肠道蠕动，进而治疗便秘。核桃治疗便秘的机理和番泻叶、大黄、肠清茶等不同，这些药属于刺激性泻药，通过直接刺激肠道肌肉伸缩达到排便的目的，不过用的时间太久会形成药物依赖性，使得大肠肌无力，越用效果越差。

从中医的角度上说，一味地用刺激性泻药对身体健康不利。中老年便秘患者一般血虚、津少，无法滋润大肠，大肠中津液不足，就会导致便秘。若一味采用刺激性泻药强行泻下，会使得津液越发不足。而核桃有润肠滑肠之功，可治疗老年便秘。老年痴呆、动脉硬化要依赖核桃中的核桃油来实现。

此外，核桃中还富含卵磷脂等营养成分，可促进神经细胞生长。老年便秘、痴呆均与其有关联。长时间便秘会使得肠道中的毒素被重吸入血液，等到这些有毒物质超出肝脏解毒能力时，会随血液循环进入大脑，损害脑细胞、神经中枢，进而诱发痴呆。核桃不但可以治疗便秘，还可预防老年痴呆。

不过提醒大家注意，核桃中油脂含量较高，虽然味道香美，不过摄入过量会诱发肥胖，因此应当控制食量，每天不能超过 25 克。

消化道溃疡，喝芦荟酒能去根儿

症状：消化道溃疡

便宜方：

1. 芦荟酒：取芦荟叶 5 片，去刺后细捣，加芦荟叶一倍的烧酒和四分之一烧酒量的蜂蜜，密封 20 天即可。

2. 红薯小米酒：将红薯、红糖、小米一同放入锅中，加适量清水，开中火熬煮，直至呈半透明状的浓糊，之后倒入少许白酒，继续翻动均匀，盛出即可。

消化道溃疡的概念在上一节中已经介绍过，本节不再做过多叙述。如今，消化道溃疡的发病概率越来越高，也越来越趋向年轻化，与现代人不规律的饮食、大量饮酒等因素有着很大的关系。

记得有一年春节，外甥和几个朋友凑在一起吃饭，餐桌上有个姓马的小伙子特别能喝酒，被其他人誉为"酒仙"，他以自己的豪饮为荣，大家平时都叫他小马，我曾经劝说过小马很多次，让他少喝点酒，对身体不好，可他却不听劝。

餐桌上，我看到小马一杯杯白酒下肚，不由得打了个冷战，二十几岁就这样喝，什么时候是个头啊。

没过多久就是正月十五，外甥又出去和几个好朋友聚餐了，很晚才回家，回家之后一言不发，面色阴沉，我仔细一问才得知，原来聚餐的时候小马喝多了，回来的路上吐了血，胃痛的直不起腰，把外甥和其他几个朋友吓坏了，赶忙把他送到医院，经过检查，他得了胃溃疡，要在医院住 1个星期，花钱是小事，可这罪就得受着了。

出院后，小马收敛了很多，不敢向之前那样大吃大喝了，不过仍然经常觉得腹痛、胃部反酸、嗳气，他知道我是中医，就让外甥带着他来到诊所，问我有没有什么方法可以根治胃溃疡，调理好自己的胃，毕竟自己还这么年轻，什么都不能吃再加上时不时的胃痛着实难受。

我想了想，给他推荐了个小偏方，既然他喜欢喝酒，不如喝些芦荟酒。

具体做法：取芦荟叶 5 片，去刺后细捣，加芦荟叶一倍的烧酒和四分之一烧酒量的蜂蜜，密封 20 天即可。每次喝 1 酒盅，每天喝 3 次，长期饮服，能根治消化道溃疡。但是芦荟酒有泻下通便之功，所以脾胃虚弱、食少便溏者、孕妇忌服。

　　我还给他推荐了一个和酒有关的便宜小方—红薯小米酒。

　　具体烹调方法：将红薯、红糖、小米一同放入锅中，加适量清水，开中火熬煮，直至呈半透明状的浓糊，之后倒入少许白酒，继续翻动均匀，盛出即可。此粥调节胃溃疡见效迅速。

　　小马将信将疑地拿着药方回家了，3 个月之后，他到家中做客，给我带了些礼物，感谢我给他开的小方，一直到现在他的胃溃疡也没有复发过。我嘱咐小马，以后尽量少喝些酒，无论是多好的东西食用、饮用都是有"度"的，要知道"物极必反"，他总是这样饮酒无度，就是在拿自己的健康和生命开玩笑。小马不好意思地笑了，说以后一定会限制饮酒，规范饮食。

急性胃痛，找鸡蛋皮来帮忙

　　症状：急性胃痛

　　便宜方：鸡蛋皮末：将鸡蛋皮清洗干净，晾干后压碎，放到勺子中，开小火炒至全部变为黄色即可，不能炒焦，之后取出，捣成粉末，研的越细越好，每次取半汤匙鸡蛋皮粉末，用温水送服，每天服 2 次，饭前服用。

　　记得有一年夏天，天色已晚，有位患者捂着肚子走了进来，面色苍白，步履踉跄，我问他哪里不舒服，他说自己胃痛，想吐，浑身酸软、无力，非常难受。我先把他扶到椅子上，等他的状态稍微平静些后，我开始询问他的病情。

　　他告诉我，今天公司聚餐，点的菜都是他喜欢吃的，他吃的稍微多了些，聚餐之后，几个人一起去附近的迪厅蹦迪，玩的正嗨的时候，不知怎么地突然觉得胃部一阵阵疼痛，实在难受得不行了，才来看医生。

　　导致胃痛的原因很多，很明显，他出现的胃痛是饱饭后运动引发的。胃痛、十二指肠溃疡等症都会引发胃痛，不过，并非所有的胃痛都是胃部受损而致。有时候，胃的邻近器官受刺激，也会通过同一神经通路表现出胃痛，如冠心病、心肌缺血等。此外，食管下段病变诱发的疼痛、胆总管下端结石、胆道蛔虫等均会诱发胃痛。所以，在尚未确诊胃痛的真正诱因前，不可胡乱用药。

　　不过这位患者出现的胃痛比较容易确诊，对于他这种饱食后运动引发的胃痛，有个偏方见效是非常快的—鸡蛋皮末。

　　具体做法：鸡蛋皮末：将鸡蛋皮清洗干净，晾干后压碎，放到勺子中，开小火炒至全部变为黄色即可，不能炒焦，之后取出，捣成粉末，研的越细越好，每次取半汤匙鸡蛋皮粉末，用温水送服，每天服 2 次，饭前服用。对于胃弱引发的胃痛、夜间突发胃痛等均有不错的疗效。

　　这位患者的胃痛发生的急，当时侄女正在诊所，我让侄女帮我去准备鸡蛋末，我则拿出患者的手，按揉他的内关穴（位于腕正中，距腕横纹 3 横指处，两筋间取穴）。

　　具体按摩方法：确定穴位位置后，用拇指按摩，定位转圈 36 次，双手交替按摩，疼痛发作时可按摩 200 次。

按摩了一会儿，患者的胃痛已经减轻了不少，外甥女的鸡蛋末也准备得差不多了，我让患者服下，嘱咐他回家之后再准备一些，早晚饭前温服。第二天下午患者又来到诊所，告诉我他的胃痛已经止住。我嘱咐他，虽然这个小方效果不错，可他那种吃过饭就运动的生活方式是不可取的，胃痛虽然可以止住，但是长期如此，很容易诱发胃下垂，到时候治疗起来就没那么简单了，患者点头称是，说下次不会了。

黄疸，茵陈粥疗效好

症状：黄疸

便宜方：茵陈粥：取茵陈 30 ~ 60 克，粳米 50 ~ 100 克，白糖适量，先将茵陈清洗干净，放入锅中，加适量清水煎汁，之后放入淘洗干净的粳米一同熬粥，将熟时调入适量白糖，继续煮至沸腾即可。

中医常常通过面部色泽来判断一个人脏腑气血的运行状况，因此，四诊之中有"望"诊一项，通过望患者面色定义疾病。一般来说，面色发红，可能与暑气有关；面色发白，其气为燥；面色发青，可能为风邪引发的气血不通；面色发黑，可能是受了寒气；面色发黄，则为遭受湿气所致。

黄疸所引发的面黄和我们上面提到的面黄不同，是"面目俱黄"，小便偏黄。黄疸为肝热所致，有的女性朋友长时间在湿热的环境中工作、生活，容易外感湿热；或是在春秋季节暑湿当令之时身体较虚弱，湿邪易入侵体内，由表及里，入侵脾胃所致。因此，黄疸通常会伴随消化道症状，如腹胀、腹痛、恶心、呕吐、腹泻等。此外，饮食不节也会伤及脾胃，湿浊内生，郁而化热。如今，很多女性朋友不仅要忙生活，还要忙着工作，平时不怎么注意自己的饮食状况，常常吃快餐、油炸食品、肉类食品，吃的蔬菜太少，这些都可能为湿热内生的诱因。

湿热堆积在脾胃内会影响肝，肝气不畅，疏泄之功就会受影响，胆附着在肝上，胆汁排泄也会随之受影响。

胆汁最初分泌时是金黄色，浓度变高后会变为深绿色，人无论吃下什么食物，排出的大便都是金黄色的，这是因为食物经过了胆汁"染色"，外溢胆汁浸淫皮肤，下注膀胱，皮肤、小便就会变成黄色。

治疗黄疸要及时，拖延病情转为重症治疗起来就难多了。对于黄疸患者，我通常会给他们推荐"退黄粥"—茵陈粥，效果是非常不错的。

具体做法：取茵陈 30 ~ 60 克，粳米 50 ~ 100 克，白糖适量，先将茵陈清洗干净，放入锅中，加适量清水煎汁，之后放入淘洗干净的粳米一同熬粥，将熟时调入适量白糖，继续煮至沸腾即可。

茵陈的功效很少，其主要功效为清湿热、退黄，自古以来就是治疗黄疸的良药，要注意，治疗黄疸需要用三月的茵陈，取其幼嫩茎叶入药效果最佳。

还要提醒大家一点，黄疸最主要的诱因是湿邪入侵体内，还可能是寒邪所致。有的女性朋友平时不注意饮食、保健，可能会落下脾胃虚寒的病根。寒邪淤积在体内，时间一久，就会影响脾胃功能。茵陈虽然有祛湿之功，不过并非祛湿之后才消除黄疸，它本身就是退黄药，因此各类黄疸都可用此药。现代研究表明，茵陈能够很好地保肝，促进胆汁分泌，有效治疗甲、乙型肝炎、黄疸型肝炎，对于胆囊、胆管阻塞不通导致的黄疸也有显著的退黄之功。

肾结石，多喝柠檬汁能"消石"

症状：肾结石

便宜方：柠檬汁：取鲜柠檬 1 个，盐少许，先把柠檬放到盐水中浸泡半小时，洗净其外皮，切成小块，之后加入果蔬搅拌机里面榨汁，过滤取汁，兑入适量凉开水即可。

记得有一次，一位二十出头，身材消瘦的女孩儿来到诊所，她告诉我，自己从几个月前就开始腹部胀痛，到医院一检查，发现左肾中有一颗 0.6×0.5 厘米大的结石，医生给她开了些药，可效果却并不是很好，最近几天又开始腰痛，后经人介绍找到我，问我有没什么方法可以去除结石。

其实，肾结石并不难治，只是预防它的复发需要费很大的精力。我给他推荐了个简单、美味、有效的排石方法—柠檬汁。

具体做法：取鲜柠檬 1 个，盐少许，先把柠檬放到盐水中浸泡半小时，洗净其外皮，切成小块，之后加入果蔬搅拌机里面榨汁，过滤取汁，兑入适量凉开水即可。

这种方法能够很好地控制结石复发。研究发现，柠檬汁可以让肾结石患者较慢生出新结石，对于容易形成结石的人来说，柠檬汁还能提升尿液里面柠檬酸盐的浓度，进而抑制肾结石形成。

不过我提醒那个女孩儿，想要彻底治愈结石，让它不再复发，必须养成良好的日常习惯，平时多喝水，尤其是在天气炎热、大量运动之后更要多喝水，防止尿液过度浓缩出现尿晶体沉积。还有就是要减少高尿酸、高草酸食物的摄入，比如，平时尽量少喝浓茶、浓咖啡等。最后就是要定期做尿常规检查，及早发现、及早治疗。

女孩儿点了点头，回去之后按照我教给她的方法喝柠檬汁，同时规范自己的日常生活，再次到医院做检查时，肾中的结石已经消失，距今已有五年的光景，肾结石没有复发过一次。

中暑，就喝菊花绿豆汤

症状：中暑

便宜方：菊花绿豆汤：取绿豆 60 克，菊花 8 朵。先将绿豆放到锅中，加适量清水，煮至绿豆熟烂时，捞出绿豆，放入菊花煮沸，温服汤汁。

炎炎夏季，烈日当头，应当做好防暑措施，以免中暑。人在温度高于 35℃或者湿度高于 75% 时很容易中暑。若中暑早期被发现，及时治疗很容易恢复。中暑的早期表现为：头晕、耳鸣、恶心、胸闷、口渴、打鼾、注意力不集中等，应当警惕。

导致中暑的原因很多，比如，在高温的环境中工作，若此环境的通风差，非常容易发生中暑；农业、露天工作，直接暴晒在太阳底下，加上大地受阳光暴晒后散发热气，提升大气温度，让人脑膜充血，大脑皮层缺血，进而诱发中暑，空气里面的湿度提升易诱发中暑；公共场所比较拥挤，产热集中，却难散热。此外，精神太过紧张、工作强度超负荷、睡眠缺乏、过度疲劳等均可能诱发中暑。

夏季中暑主要出现在外出办事、从事室外工作者的身上，所以，这些人员应当做好防护措施，比如，可以戴好遮阳帽，拿着遮阳伞，装着充足的水、饮料，常备藿香正气水、人丹等。

记得小时候和妈妈一起下地，回家之后妈妈觉得头晕恶心，就给自己熬了一碗菊花绿豆汤。具体做法：取绿豆60克，菊花8朵。先将绿豆放到锅中，加适量清水，煮至绿豆熟烂时，捞出绿豆，放入菊花煮沸，温服汤汁。过了一会儿，头晕、恶心等症状就消失了。

夏季人在高温的环境中工作，排汗量会增加，身体中的水分损失量大，体内电解质平衡被破坏。绿豆味甘性凉，有清热解毒之功，可以清暑益气、止渴利尿，不但能补充水分，还能补充体内缺失的无机盐，进而维持水液电解质平衡；菊花味甘苦，性微寒，有疏风散热、平抑肝阳、清肝明目、清热解毒之功。研究认为，菊花里面富含营养物质，有抗菌、抗病毒、解热、抗衰老之功。

其实，饮用薄荷菊花饮、金银花茶、荷叶茶也能够解暑。

薄荷菊花饮：取薄荷15克，菊花10克，一同放入锅中，倒入500毫升清水，煮沸10分钟即可。

金银花茶：取金银花30克，放入少许白糖，倒入适量开水冲泡，晾凉即可饮用。

荷叶饮：取少许荷叶放入锅中，倒入适量沸水冲泡，代替茶来饮用。

腰肌劳损，韭菜冰糖有奇效

症状：腰肌劳损

便宜方：

1. 冰糖韭菜根：取鲜韭菜、冰糖各 30 克，把鲜韭菜根清洗干净，倒入适量清水，调入适量冰糖，每次喝时趁温热。

2. 米酒煮大豆：取大豆 200 克，米酒 300 毫升，把大豆炒熟后，趁热泡入酒中，倒入适量水熬汁。

腰肌劳损为腰部肌肉、筋膜、韧带软组织的慢性损伤，常见的症状包括腰骶关节炎、腰肌劳损、腰背筋膜炎、第三腰椎横突综合征等。

现代人的工作压力非常大，弯腰的时间比较长，坐姿不正确，都可能会导致腰部损伤；贪凉、汗出当风、风寒湿邪入侵腰部会引发腰部痉挛、水肿、局部充血、慢性无菌性炎症等。休息不当也会引发腰部损伤，使得腰部隐痛，或是常常反复发作。

记得有一次，有位男士来我这里看病，他告诉我，自己的腰骶骨关节常常胀痛，压痛点非常明显，腰部直立困难，尤其是弯腰时，疼痛会加重，严重会影响到他的生活。经过仔细询问我才知道，他是个编辑，一天到晚对着电脑工作，经常坐在电脑旁边，并且姿势非常不正确，使得腰部受了损伤，久而久之，就出现了腰肌劳损。而且，夏季天气炎热，公司的空调一直开着，腰部难免会受风寒。

我给他推荐了个方剂——冰糖韭菜根：取鲜韭菜根、冰糖各 30 克，先把鲜韭菜根清洗干净，倒入适量清水，调少许冰糖，每次喝前要先温热。韭菜可温阳补虚，理血行气。《本草拾遗》里面提到，此方可调和脏腑，治疗胃寒，韭菜根行气散淤的效果最好。韭菜还对身体虚弱、跌打刀伤均有疗效。

除了采用这个方剂治疗，我还嘱咐那位男士要多做些腰部运动，以促进血液流通，没事跳跳广场舞、练练太极拳，或是按摩腰俞穴、肾俞穴、阿是穴、委中穴，每个穴位按摩 2 分钟。或是双手微微握拳，轻轻叩击腰部两侧，力度均匀，不能用力过度，每次叩打时间不能超过 2 分钟。双腿分开，和肩同宽，双手背在身后，沿腰两侧骶棘肌上下按揉 100 次，至腰部微微发热。双手叉到腰部，双腿分开，和肩同宽，腰部放松，呼吸均匀，之后前后左右旋转摇动，最初的旋转幅度要轻缓，而后力度逐渐增大，重复 90 下左右。弹拨痛点 20 次左右，2 分钟内完成。

那位男士回到家后，按照我教给他的方法操作，一段时间后，他又来到诊所，告诉我腰痛症状已经得到了缓解，我提醒他一定要注意坐姿，不宜长时间固定一个姿势。

其实，还有一个方子可以缓解腰肌劳损：取大豆 200 克，米酒 300毫升，先把大豆炒热，趁热放到酒中浸泡，倒入少量水煎汁。此方剂之中，大豆性平味甘，有润燥消水、消炎解毒、排脓止痛、健脾宽中、益气、提升免疫力之功；米酒也叫酒酿、醪糟，性温，可补气活血、散结消乳。米酒里面富含维生素、葡萄糖、氨基酸等营养成分，有提神开胃、养血活血、补肾滋阴之功，温热饮能够治疗腰酸背痛、风湿性关节炎、手足麻木等症。

肾精亏虚少白头，找何首乌来帮忙

症状：肾精亏虚少白头

便宜方：何首乌：到药店买来经过炮制的何首乌 100 克，将其碾成粗末，每次舀 1 小勺，约 6 克，放到干净的容器中，倒入适量沸水冲泡，盖好盖，闷 3 ~ 5 分钟，代替茶来饮用，1 剂喝 1 天。

从中医的角度上说，肾藏精，其华在发。人从少年到老年这段时期，肾精从充盈到亏虚，头发也会随着发生变化：婴儿期肾精稚嫩，头发偏黄、细软；青年期肾精充足，头发乌黑油亮；老年期肾精亏虚，营养物质无法上达头部，因此白发多黑发少，从头发的变化之中我们就能看出肾中精气盛衰和衰老之间的关系。

通常情况下，人过四十后会开始出现少量白发，而后随年龄增大白发逐渐增多，不过，若一个人肾精状况良好，衰老现象就会随之延后，甚至六七十岁时头发仍然乌黑。反之，若肾精不足，人就会提前出现白发，这就是我们平时所说的"少白头"。实际上，白发过早、过多出现，很可能为体内肾精亏虚所致。

如今，少白头现象越来越严重，有些孩子甚至从七八岁开始被少白头困扰，有的人觉得少白头仅仅有损美观，对身体健康没什么影响，染染头发不就行了吗？其实，出现少白头很可能是肾精亏虚发出的信号，应当提高警惕。

中医认为，虚则补之，就是说，少白头既然是肾精亏虚所致，就要从补肾精入手改善少白头。对于此类患者，我通常会嘱咐他们用何首乌末泡茶饮。

具体做法：到药店买来经过炮制的何首乌100克，将其碾成粗末，每次舀1小勺，约6克，放到干净的容器中，倒入适量沸水冲泡，盖好盖，闷3～5分钟，代替茶来饮用，1剂喝1天。

提起何首乌，可以说是无人不知无人不晓，它是乌发之佳品，有壮气驻颜、黑发延年之功。何首乌之所以有乌发之功，主要原因有三：

一、它是植物块茎，谈到植物块茎、根茎，我们很容易会想到土豆、红薯等，这些食物都有个共同的特点，吃下去之后会在肠道内产生气体，主要是因为根茎类食物进入人体后喜欢下行，而肝肾位于人体下部，被称之为下焦，因此，何首乌能够直接入肝脏和肾脏，有滋补之功。肝肾被滋补好了，头发自然也就可以乌黑而有光泽了。

二、植物根茎大都营养丰富。一到秋季，树叶就会落下，树根就会吸收营养储存至根部，因此，根茎类蔬菜大都营养丰富。吸收营养就是补，不再向上耗散，即为藏，从中医的角度上说，这个过程就是在补肾填精。

三、从性味的角度上说，何首乌味苦涩，苦涩之味有收敛、向下、收藏阴性的特征，再加上何首乌入肝、肾二经，这和下焦封藏的特性刚好吻合，因此也可补足肾精、滋养头发。

第八章

皮肤科疾病便宜方，
小花费，还你健康肌肤

痤疮，桃花酒让你面如桃花

症状：痤疮

便宜方：桃花酒：取桃花 30 克，放入干净的容器中，倒入 500 毫升白酒浸泡半个月左右即可。

痤疮为毛囊皮脂腺单位的一种慢性炎症性皮肤病，容易出现在青少年范围内，对青少年的心理、社交都会产生影响，不过一般情况下过了青春期即可减轻、痊愈。临床表现为：面部粉刺、丘疹、脓疱、结节等皮损。男性多于女性，不过女性的发病比男性早，虽然痤疮可自愈，不过痤疮治疗不及时导致的瘢痕会影响患者的生活质量，给患者造成身心压力。

从中医的角度上说，痤疮的治疗应当根据个人症状、皮损不同进行辨证施治，这样才能收获良效。

记得有一次，一位 25 岁的女士来到诊所，她的脸上长着痤疮，按理来说到了这个年纪脸上不应该有痤疮了，可她脸上的痤疮非常严重。对于这个要面对不同的人应对各种各样的场合的女孩儿来说，"面子"问题的确非常重要。我给她推荐了一款桃花酒，对于她脸上的痤疮有非常不错的疗效。

具体做法：取桃花 30 克，放入干净的容器中，倒入 500 毫升白酒浸泡半个月左右即可。每天饮 3 次，每次饮 10 ～ 20 毫升。

此药酒方之中的桃花有美容之功，桃花之所以可以祛除痤疮，主要是因为桃花里面含有多种维生素、微量元素，这些物质有疏通经络、扩张末梢毛细血管、改善血液循环、促进皮肤营养和氧供给、滋润肌肤之功。《名医别录》之中有记载："桃花味苦、平、利大小便，下三虫。"痤疮多从热、湿、虫角度去治，而从《名医别录》之中我们就能看出，桃花的确可以祛除痤疮。

此外，桃花中含山柰酚、香豆精、三叶豆苷、维生素 A、维生素 B、维生素 C 等营养物质，这些物质有扩张血管、疏通脉络、润泽肌肤、改善血液循环、促进肌肤营养、氧供给之功，并且富含植物蛋白、游离状态的氨基酸，易被肌肤吸收，还能提升肌肤抗病能力，进而防治各种皮肤病、脂溢性皮炎、化脓性皮炎、坏血病、痤疮等，对皮肤非常有益。

桃花还可调理肠胃，消食顺气，治疗痰饮、积滞、小便不利、经闭等症，长期服用，能偶除病益颜。不过提醒大家注意，不要擅自饮此酒，要在医生指导下饮此酒。

那位女士回家之后，按照我教给他们的方法泡酒，一段时间之后，她再来诊所复诊时，我看到她脸上的痤疮已经少了很多。

小烫伤，冰水糖浆缓灼痛

症状：小烫伤

便宜方：冰水糖浆：到冰箱里找几瓶冰镇矿泉水，倒入洗脸盆中，然后将患者烫伤处浸到水中，半小时后，让患者拿出烫伤部位；取一个干净的碗，里面装上大量白糖，之后在碗中倒上冰水，调和成浓糖浆，用医用棉签涂到患者烫伤的地方，最后用纱布固定好。

生活中，很难一帆风顺，有些小磕小碰很正常。如果是在家中出现这些小磕碰，而家离医院、诊所又比较远，就需要我们自己有一定的处理能力，这样才能避免小磕碰恶化或是留疤。

记得有一次，我到邻居家串门，在邻居家没坐几分钟，就听到"哇"的一声。我赶忙跑了过去，原来是邻居家的孩子小东不小心踢倒了地上的水壶，热水烫到了脚。小东的父母着了慌。我让他们别着急，到冰箱找几瓶冰镇矿泉水，倒入洗脸盆中，然后把小东的脚浸到水中，没过多久，孩子烫伤处的疼痛感就消失了。

半小时后，我让孩子把脚从冷水中拿出来，由于家中没有药膏，我让小东的妈妈找来一个干净的碗，里面装上大量白糖，之后在碗中倒上冰水，调和成浓糖浆，用医用棉签涂到小东烫伤的地方，最后用纱布固定好。

小东的爸爸妈妈觉得疑惑，从来没见过医生用这种方法治疗烫伤啊？其实，这其中的原理很简单：

皮肤烫伤后要立刻进行冷却，有冰水就用冰水在烫伤处冷敷，没有冰水可以用湿毛巾冷敷或是直接放到水龙头处冲洗，时间不得少于半小时。

皮肤表面的温度降下来后，伤口处的血管收缩、组织代谢速度会下降，进而抑制炎症、减轻水肿，此外，低温能够让人的神经暂时麻木，所以可以达到止痛的目的。

伤口处已经冷却好，接下来就要采取一定的措施促进伤口愈合、防止感染了，浓糖浆就能达到这个目的。糖浆中含糖量非常高，细菌遇到高浓度糖浆会脱水死亡。此外，浓糖浆中糖分含量非常高，会促进伤口组织生长，为肌肤修复提供营养基础，进而促进伤口愈合。

我嘱咐邻居，每天晚上临睡前为小东换一次糖浆，一定要用纱布包好，几天之后，小东的烫伤处就已经恢复得很好了。

可能有些人在看到这个简单的治疗烫伤的方法之后会提出这样的问题：烫伤治疗不当会不会留疤啊？这种方法这么简单靠得住吗？

其实，留不留疤和治疗的方法没关系，关键是看烫伤的损伤程度，如果真皮层已经受损，采用什么样的方法都会留疤。而一般的烫伤治疗方法都不会损害真细胞，真皮细胞不受伤害，就不用担心留疤了。

牛皮癣，就涂侧柏苏叶蒺藜汤

症状：牛皮癣

便宜方：侧柏苏叶蒺藜汤：取侧柏叶、苏叶各 200 克，蒺藜 40 克，一同研成粗末，装到纱布袋内，倒入适量清水，煮沸后转成小火继续煮半小时左右，涂洗患处。

牛皮癣是常见的慢性疾病，又被称作"银屑病"，主要特征为：头发、四肢伸侧、背部皮肤出现大小不一的丘疹、红斑、这些疹、斑的表面大都覆盖着白色银屑，通常在春冬季节发作，夏秋季节症状会减轻。

银屑病的临床表现、病理特征主要分成六种类型：

1. 寻常型银屑病：通常出现在头皮、躯体、四肢，最开始出现红色鳞屑，之后慢慢扩大融合为斑片、斑块，表面存在较厚的银白色鳞屑，慢慢地刮掉皮屑，至看到薄薄的红膜，刮掉红膜的时候会看到很凶的出血点。

2. 红皮病型银屑病：全身皮肤的 70% 以上为弥漫性红色，表面存在大量糠皮样皮屑，有的存在于腋下、大腿根部、脐部，会伴随着发热、畏寒、头痛、全身不适等，此症状较少见、较严重。

3. 脓疱型银屑病：可以分为泛发性、局限性两种，其中，泛发性经常伴随着高热、关节肿痛、全身不适；局限性会在双手掌、足趾处出现对称性红斑，并且会反复发作，非常难根治。

4. 关节病性银屑病：虽然少见，会发生在任何年龄阶段，常出现在手腕、手指、足趾小关节、脊柱关节，会让关节附近皮肤肿胀，使得活动受阻，关节僵直。

5. 掌跖脓疱病：包括掌跖脓疱性银屑病、脓疱性细菌疹。

6. 连续性肢端皮肤炎：多是由外伤所致，容易出现在中年人身上。

银屑病会在不同时期表现出不同的症状，而且不同个体出现的自觉症状也不同，有时能感到剧痒，有时不痒，不过通常不会影响到健康状况。

银屑病通常可分成以下几种形态：点状银屑病、滴状银屑病、毛囊性银屑病、钱币状银屑病或盘状银屑病、回状银屑病、图状银屑病或地图状银屑病、蛎壳状银屑病。

记得有一次，一位中年男性来我这里看病，他说自己的头发虽然剪得很短，可是却有很多头屑，头皮上长着红色丘疹。我看了一下他的头皮，确定他出现的是银屑病。我给他推荐了一款洗药—侧柏苏叶藜藜汤：取侧柏叶、苏叶各 200 克，藜藜 40 克，一同研成粗末，装到纱布袋内，倒入适量清水，煮沸后转成小火继续煮半小时左右，涂洗患处。

具体做法：取侧柏叶、苏叶各 200 克，藜藜 40 克，一同研成粗末，装到纱布袋内，倒入适量清水，煮沸后转成小火继续煮半小时左右，涂洗患处。每天涂 3 次。

那位患者回家之后，每天用此药汤涂抹患处 3 次，3 天之后，患者前来复诊，说自己的头部症状已经显著改善。我嘱咐他继续洗下去，直至病症痊愈。

此药方之中，侧柏叶可以抑制金黄色葡萄球菌、卡他球菌、痢疾杆菌、伤寒杆菌、白喉杆菌等；苏叶也有抗菌解毒之功；蒺藜有小毒，常被用于治疗风疹、瘙痒等症。将三者搭配在一起熬汤，融合三者的药性，之后用药液清洗银屑病患处，不但能止痒，还能治疗银屑病。

雀斑，就用鸡蛋杏仁粉涂脸

症状：雀斑

便宜方：鸡蛋杏仁粉：取 25 克杏仁粉，用鸡蛋清调匀，每天晚上临睡前涂在面部，第二天早上起来用清水洗掉，每天 1 次，10 ～ 15 天就能看出效果。

雀斑是一种常见的皮肤斑点，容易发生在面部皮肤上，是常染色体显性遗传，经过日晒会诱发、加重皮损。呈淡褐色至深褐色不等，经常出现在前额、鼻梁、脸颊等处，特别是鼻和两颊周围最常见，偶尔会出现在颈部、肩部、手背等，大都呈对称性，只会影响到容貌问题，无其他影响。

雀斑容易出现在 5 ～ 10 岁的儿童身上，女性的发病频率比男性高，可能出现在青春期后的女性身上，至成年后，多数色斑会表现出静止状态，不再发展。

雀斑的产生和遗传有关，正常人体中含有大量毒素，尤其是肠道中。副交感神经活动减弱时，肠液分泌会减少，肠蠕动速度会变慢，粪便在肠道中停留的时间会变久，形成毒素，等到毒素含量太高时，就会随血液循环沉积到皮肤上，进而形成色斑、青春痘。

从中医的角度上说，雀斑为肺经风热，在紫外线照射下，皮肤黑色素细胞里面的酪氨酸酶活性会提升，生成大量黑色素，形成雀斑。

雀斑颜色轻重、数目和遗传程度、光照强度、年龄大小、地域、种族、职业、工作环境、心情、睡眠等因素有关。

记得有一年夏天，一位母亲领着一个十一二岁的小姑娘来到诊所，小姑娘的脸上长了很多雀斑，严重影响了她的面部形象，那位妈妈让我给小姑娘开些涂抹药膏。

我笑着说，很多药膏中都含有激素，使用不当雀斑会反复发作。我嘱咐那个小姑娘，回去之后做好防晒工作，因为日晒会增加黑色素活性，导致皮肤基底层黑色素增多，形成的雀斑。平时多喝水，多吃新鲜果蔬，如草莓、西红柿、黄瓜等。注意休息，保持充足的睡眠，保持心情的舒畅。

同时给她推荐了个外涂方—鸡蛋杏仁粉。具体做法：取 25 克杏仁粉，用鸡蛋清调匀，每天晚上临睡前涂在面部，第二天早上起来用清水洗掉，每天 1 次，10 ～ 15 天就能看出效果。

此药方之中的杏仁粉有美白之功，因为杏仁里面所含的脂肪油能够软化肌肤角质、润燥护肤，可保护神经末梢血管、组织器官，还能抑杀细菌。并且，苦杏仁苷水解、经肠道作用会产生氨氰酸，这种物质可以抑制体内活性酪氨酸酶，消除色素沉淀、雀斑、黑斑等。把杏仁研磨成粉，与蛋清混匀，能够提升其滋润效果。

母女俩回家之后，女孩儿的妈妈坚持每天为女儿准备杏仁粉和鸡蛋清，连续涂抹一段时间，小姑娘脸上的雀斑果然淡化了不少，并且，皮肤变得比以前白皙多了。

黄褐斑，找陈皮山楂来帮忙

症状：黄褐斑

便宜方：

1. 陈皮山楂：取陈皮、山楂各适量，放入锅中，倒入适量清水煮沸，晾凉，调入蜂蜜即可。

2. 三豆汤：取绿豆、黄豆、赤小豆各 100 克，清洗干净后放到清水中浸泡，捣汁，放入锅中，加适量清水煮沸，调入适量白糖，每天服 3 次。

黄褐斑是常见的面部问题，也叫肝斑、蝴蝶斑，很容易发生在女性身上。女人生性爱美，照镜子的时候看到自己面部的斑斑点点难免会失落。女性出现黄褐斑，主要为内分泌失调、妇科疾病、肝肾疾病、巨大的精神压力等所致。从中医的角度上说，黄褐斑为邪犯肌肤、气血失和、肝郁气滞、气滞血淤等所致。肝气失调，气机郁结，郁久化火，均会导致面部气血失和，脾气虚弱，运化功能变差，使得气血不能及时运送至面部，最终诱发黄褐斑。

记得有一次，一位三十多岁的女士带着孩子来我这里看病，孩子倒是没什么大碍，不过是普通的感冒，可我却看到那位女士的脸上长了很多黄褐斑。闲聊之际，那位女士提起了自己的苦恼，问我有没有什么方法可以帮她改善脸上的黄褐斑问题。

我首先了解了一下那位女士的情况。原来，自从结婚后，她与婆婆的关系一直不是很好，使得自己与老公的关系也变得紧张起来。每天要照顾孩子放学上学、饮食起居，还要洗衣做饭，购物上街，再加上婆婆的唠叨，自己可真是倍感头痛。

听完她的叙述，我了解到，她出现的黄褐斑主要是忧思烦闷，使得肝气受损，气机郁结，严重影响身体气血活动，最终表现在脸上所致。因此，想治好黄褐斑，一定要补血调气。那位女士问我用不用开些中药回去调理。

我笑着摇了摇头，给她开了给便宜又容易操作的方子——陈皮山楂。具体操作：取陈皮、山楂各适量，放入锅中，加适量开水、煮沸，晾凉，调入适量蜂蜜即可。

山药性微温，入脾经、胃经和肝经，有活血化瘀、消食健胃之功。《本草纲目》中有云："山楂，所谓健脾者，因其脾有食积，用此酸咸之味，以为消磨，俾食行而痰消，气破而泄化，谓之为健，属消导之健矣。至于儿枕作痛，力能以止；犹见通淤运化之速。有大小二种，小者入药，去皮核，捣作饼子，日干用。出北地，大者良。"由此也能看出山楂的通淤之功。陈皮可导胸中寒邪、破滞气、益脾胃，这三点中最重要的即行脾胃之气。蜂蜜营养丰富，可补虚缓中，辅助治疗黄褐斑。

那位女士回家之后按照我教给她的方法连续喝了一个月的陈皮山楂，脸上的黄褐斑消退了不少，皮肤比之前润泽多了。

除此之外，还有一个食疗方的祛斑效果也是不错的——三豆汤。具体做法，取绿豆、黄豆、赤小豆各100克，清洗干净后放到清水中浸泡，捣成汁，继续煮沸，调入适量白糖，每天服3次。

　　此药膳之中的黄豆有长肌肤、补虚开胃、填精髓、益颜色、健身宁心、润燥消水、健脾宽中之功；绿豆可厚肠胃、润肌肤、和五脏；赤小豆即常说的红豆，味甘、性平，有排脓血、疗寒热、治热毒、散恶血、除烦满、健脾胃之功。将三豆放在一起煎汤，可滋补气血、调和脾胃。

　　两种药膳方选择哪一种都可以，根据个人喜好选择即可。每天动动手，为自己煎一碗汤，黄褐斑就能远离你。

神经性皮肤炎，就用老豆腐芝麻油

　　症状：神经性皮肤炎

　　便宜方：老豆腐芝麻油：取老豆腐150～200克，炒焦后，与芝麻油一同调匀擦到患处，每天涂3次。

　　神经性皮炎通常出现在颈部、四肢、腰骶等处，被称之为慢性单纯性苔藓，导致神经性皮炎的主要因素包括：

　　1. 精神因素：情绪波动较大，或是精神太过紧张、焦虑，生活环境突然发生变化等，就会导致病情反复、加重病情。

　　2. 生理因素：胃肠道功能障碍、内分泌系统功能异常皆可能诱发此症。

　　3. 外在局部刺激：化学物刺激、昆虫叮咬、硬物摩擦等。

　　神经性皮炎常常是成片出现的，主要为淡红色、淡褐色的三角形，也可能是多角形平顶丘疹，皮肤变厚，皮脊突起，皮沟变深，就好像苔藓一般。若是全身的皮肤都有显著性损害的人，又被称作弥漫性神经性皮肤炎。

从中医的角度上说，这种病以内因为主，最开始皮疹较红，瘙痒异常，若病程的持续时间较久，皮损就会变得肥厚，纹理粗重，苔藓化。

记得有一年春季，一位女性朋友来到诊所，她的颈部长出很多皮疹，痒的难受，并且反复发作。她告诉我，一开始只是局部瘙痒，她难以忍受，常常去抓，现在已经形成粟粒状绿豆大小的原形扁平丘疹，呈淡褐色，稍有光泽。她的皮疹还不是很严重。我告诉她，这种皮疹如果治疗不及时，就会形成典型苔藓样皮损。

我给他推荐了个小偏方—老豆腐芝麻油，操作简单，效果好。具体做法：取老豆腐 150 ~ 200 克，炒焦后，与芝麻油一同调匀擦到患处，每天涂 3 次。她回家之后，连续涂抹 3 天，颈部的皮炎就有了显著改善。

此药方之中，豆腐味甘，入脾胃，有益中气、清热解毒之功；芝麻油中富含维生素 E、亚油酸，常食芝麻油，能够调节毛细血管渗透性，提升人体组织吸氧能力，改善血液循环，有促进细胞分裂、延缓衰老之功。将二者调匀涂在患处，可以在解毒的同时修复肌肤。

湿疹，黄瓜皮、冬瓜有奇效

症状：湿疹

便宜方：

方法一：取干净的黄瓜，削掉黄瓜皮，之后放入锅中，用清水煎汁，调入适量糖，每天服 3 次。

方法二：取冬瓜，清洗干净后连皮切成块熬汤。

湿疹是由多种因素引发的表皮、真皮浅层炎症性皮肤病，可以分成急性、亚急性、慢性三期。急性期有渗出倾向，慢性期浸润、肥厚。有的患者直接表现出慢性湿疹，皮损有多形性、对称性、瘙痒、易反复发作等特点。

从中医的角度上说，湿疹为湿邪所致，湿可蕴热，发为湿热之症，久热就会伤脾脏，伤阴血，进而引发虚实夹杂的症状，因此，补脾养血、祛湿为治疗湿疹最基本的方法。

记得有一次，一位老师带来一个学生。新学期刚开学没多久，那位住校生可能是因为不适应学校的住宿环境而起了湿疹。

那个学生来自东北，考入了秦皇岛的学校，近海的地方，气候有些潮湿，宿舍又处在阴面的位置，再加上刚开学，大概九月份，天气也相对炎热，诸多因素加在一起，就引发了湿疹。

我给他推荐了两个简单的食疗方，价格低廉，操作简单，并且见效较快。

方法一：取干净的黄瓜，削掉黄瓜皮，之后放入锅中，用清水煎汁，调入适量糖，每天服 3 次。

方法二：取冬瓜，清洗干净后连皮切成块熬汤。

黄瓜有清热解毒之功，而白糖可润肺生津、补中缓急，能够治疗肺燥引发的咳嗽。冬瓜性寒，有清热、利尿、化痰、解渴等功效，还可治疗痰咳、痔疮、水肿、暑热等症，冬瓜带皮煮可消肿利尿、解暑清热。

老师一听此方，笑着对我说，学校食堂就有冬瓜汤，这下方便多了。那个学生回去之后，改变了自己的饮食习惯，每天喝一碗食堂的冬瓜汤，没几天湿疹就褪去了。

湿疹患者应该注意，平时尽量少吃辛辣刺激性食物，如鱼虾、辣椒，少喝浓茶。而且还应减少外部刺激，如抓痒、热水烫、受日晒等。尽量穿宽松些的衣服，同时规律自己的生活、调节心情，对湿疹的消退都是有帮助的。

第九章

神经科疾病便宜方，
还你一个好的精神状态

晕车莫着急，鲜姜橘皮来帮忙

症状：晕车

便宜方：

1.鲜姜：坐车时拿一片鲜姜放在手里，随时放到鼻孔旁闻一下，让辛辣之味吸到鼻子里。或是把姜片贴到肚脐上，之后用医用胶带固定好。

2.橘皮：坐车前1小时把新鲜的橘皮表皮朝上，向内对着，之后对准鼻孔用双手手指挤压，皮里面就会喷射出芳香味油雾，吸入十几次，乘车过程中也随时吸闻。

如今，以车代步的人越来越多，出门就坐车，可晕车的人仍然不在少数。记得有一次坐公交到市中心逛街，刚一下公交，一个小姑娘就呕吐起来，很明显，是晕车，周围的人赶紧散开了。

可能有人会问，人为什么会晕车？因为有的人内耳前庭、半规管过度敏感，乘车的过程中，因为直线变速运动、颠簸、摆动、旋转等，内耳迷路会受到机械性刺激，导致前庭功能紊乱，诱发晕车。主要表现为：中途突然出现头晕、恶心、呕吐，面色苍白，冒冷汗，精神抑郁，脉搏过缓或过速，甚至血压降低、虚脱。这种眩晕为周围性眩晕之一，容易出现在体质虚弱的人身上，特别是女性。睡眠不足、饮食不当、精神紧张、焦虑、抑郁、噪音、汽油味、腥味等刺激，均可能诱发、加重晕车。

一般情况下，我会给晕车的朋友推荐以下两个小偏方，对身体无伤害，而且效果不错：

鲜姜：坐车时拿一片鲜姜放在手里，随时放到鼻孔旁闻一下，让辛辣之味吸到鼻子里。或是把姜片贴到肚脐上，之后用医用胶带固定好。

橘皮：坐车前 1 小时把新鲜的橘皮表皮朝上，向内对着，之后对准鼻孔用双手手指挤压，皮里面就会喷射出芳香味油雾，吸入十几次，乘车过程中也随时吸闻。

鲜姜之中含有姜辣素，可刺激胃肠黏膜，让胃肠道充血，提升消化功，可以有效治疗过食寒凉食物引发的腹胀、腹痛、腹泻、呕吐等。

而橘皮辛散通温、芳香扑鼻，有理气之功，可以入脾肺，所以有行散肺气壅遏、行气宽中之功，还可和中，治疗胃失和降、恶心呕吐等症。

其实，最根本的防治晕车的方法就是加强身体锻炼，增强体质，保持睡眠充足，平时清淡饮食，避免过饥过饱，戒酒，保持良好的精神状态。晕车者最好坐在靠窗的位置，空气清新能够缓解、减轻症状。

腿抽筋，就喝桑葚汤

症状：腿抽筋

便宜方：桑葚汤：取桑葚 50 克放入锅中，加适量清水煎汤，每天服 2 次，连续服 5 天即可痊愈。

腿抽筋即肌肉痉挛，属于自发性强直性肌肉收缩，经常出现在小腿或脚趾肌肉，发作的持续时间久，疼痛难忍，哪怕是在睡梦中也可能会被惊醒。不仅影响睡眠，发作时甚至会影响正常行走、活动。

导致腿抽筋的主要因素包括：温度刺激，秋冬季节室温较低，睡觉时所盖的被子薄或者腿脚露在被子外面所致；疲劳，睡眠、休息不足或休息过多，若走路、运动时间过久，身体中的乳酸就会堆积，可如果睡眠时间过久，体内的二氧化碳就会堆积，这些因素都会诱发肌肉痉挛；骨质疏松，出现骨质疏松后，肌肉应激性会降低，进而诱发肌肉痉挛；长时间卧或俯卧，小腿的某些肌肉会处在完全放松状态，进而诱发肌肉"被动痉挛"。

记得外甥女小的时候，有一天夜里，睡着睡着突然哭了起来，我赶忙把灯点着，只见外甥女的表情非常痛苦，哭着说："我的腿肚子抽筋了。"我凑上前去，原来是小腿后面的肌肉抽筋，我把外甥女的脚扳了起来，让她的脚板向上翘起，这个过程中尽量让她的膝关节伸直。大概一两分钟后，外甥女腿部的疼痛就止住了。如果是小腿前面抽筋，可以压住脚板，同时用力扳屈脚趾，疼痛就能止住。

虽然急性疼痛已经得到缓解，可外甥女的腿还是不舒服，第二天起床后，我就给她熬了些桑葚汤，具体做法：取桑葚 50 克放入锅中，加适量清水煎汤，每天服 2 次，连续服 5 天即可痊愈。

腿抽筋大都是维生素 E 缺乏所致，若是运动过程中出现的腿抽筋可能是维生素 D、钙缺乏所致，桑葚中富含维生素、氨基酸、钙、铁、磷、铜、锌等营养物质，既能当水果来吃，又可入药或是烹饪成药膳。不过提醒大家注意，桑葚为温性水果，体质偏热、长期腹泻的人不宜食用。

偏头痛，喝碗紫菜蛋花汤

症状：偏头痛

便宜方：紫菜蛋花汤：将紫菜清洗干净后放入锅中，倒入适量清水烧沸，淋入鸡蛋液，等到蛋花浮起时，调入盐、味精，淋上几滴香油即可。

提起偏头痛，相信多数人都不陌生，有过偏头痛经历的人都知道，此症发作的时候虽然拼命按揉太阳穴，可疼痛并不能得到缓解，情急之下，不得不拿出止痛药。

一般来说，偏头痛有家族病史，不过具体诱因尚不明了，现代医学也不能给出清楚的解释。

曾经有位女士来到诊所，她三十出头，是一家大公司的副总，每天都有很多公司上的事情等着她处理。有时候，即使回家躺在床上，大脑也仍然在转着，久而久之，就出现了失眠，第二天醒来时非常疲惫。一年之后，患上了偏头痛，严重影响到了她的正常工作、生活。

最开始，她也没有把这种偏头痛放在心上，因为并不是每天都被这种头痛困扰，但是后来，随着自己工作任务的日趋繁重，她常常加班熬夜，生活没什么规律，偏头痛也在不知不觉中加重了。眼睛不能见光，并且觉得头上的血管在跳动，就像要炸开一般，甚至有些想吐。我问她是不是睡觉的时候偏头痛就会缓解，越忙发作的就越频繁，她点了点头。听到这里，我的心中大概有了数。

刚要准备给她开些药，她却开口了："大夫，您看能不能别开汤药啊？我实在喝不下去，闻到汤药的味儿就想吐。"考虑到她不能喝汤药，我给她开了食疗方—紫菜蛋花汤，省钱又美味，效果也是非常不错的。

具体烹调方法为：将紫菜清洗干净后放入锅中，倒入适量清水烧沸，淋入鸡蛋液，等到蛋花浮起时，调入盐、味精，淋上几滴香油即可。

紫菜中镁元素含量丰富，平均每 100 克紫菜中就含有 460 毫克的镁，每千克鸡蛋中含镁元素 230 毫克，镁元素可以很好地预防偏头痛。

那位女士回家之后，按照我教给她的方法，每天晚上都为自己做紫菜蛋花汤，公司里放了些海苔零食，坚持大概一个月左右的时间，那位女士前来复诊，她告诉我，自己的偏头痛症状已经基本消失，工作压力也减轻了不少。

虽然导致偏头痛的原因尚不明确，但医学界普遍认为偏头痛的发作和脑兴奋增强、一氧化氮代谢系统功能障碍、神经介质异常、血小板功能异常等因素有关。而医学研究发现，上述问题都和镁元素有关，在偏头痛发作时扮演着重要角色，尤其是在研究偏头痛患者的过程中，发现他们的身体都处在低镁状态。

发现这一现象后，医学家们进行了一项实验：把急性发作的中重度偏头痛患者随机分为两组，一组进行镁剂点滴，另一组吊生理盐水，并对其进行心理安慰。结果非常明显，吊镁水的一组偏头痛症状全部有所好转，而吊生理盐水的一组只有 10% 的人有所好转。

此外，还要提醒大家注意，平时少喝含咖啡因的饮料，少吃巧克力、干奶酪，以及熏肠、火腿等。对于偏头痛患者来说，应当保持饮食的清淡，规范自己的一日三餐，同时规律自己的生活习惯。

焦虑，就喝酸枣仁粥

症状：焦虑

便宜方：酸枣仁粥：取酸枣仁 50 克，捣烂，放到锅中，加 1500 毫升清水，之后放入 100 克大米，熬煮至熟。

记得当年外甥女高考的时候，每天忙着上课、补课、预习、复习，还要承受着巨大的学习压力。姐姐姐夫对她的期望非常大。各种压力聚集在一起，使得外甥女患上了严重的失眠。姐姐因此非常着急，赶忙带着外甥女来找我。

我对外甥女进行简单的诊断后，发现她出现的焦虑其实是心理问题。她自身以及她身边的人对她的期望太高，使得她内心产生了巨大的压力，最主要的治疗方法不是服药，而是心理开导。我嘱咐姐姐姐夫，回家之后不要过多提及学习上的事情，尽量为孩子营造轻松、和谐的氛围。

我给姐姐推荐了一款粥—酸枣仁粥，让她回去之后给外甥女熬些吃，能够辅助治疗外甥女出现的考前焦虑症。

具体烹调方法：取酸枣仁 50 克，捣烂，放到锅中，加 1500 毫升清水，之后放入 100 克大米，熬煮至熟。也可以在粥中添加些盐、调味品等，每天喝上一碗，就能消除孩子的焦虑、不安。

姐姐回家之后，改变了以往的强烈态度，闭口不谈学习之事，每天都和外甥女笑呵呵地谈论校内校外的趣事，给外甥女熬酸枣仁粥。大概一个星期左右，姐姐打电话告诉我外甥女的失眠、焦虑症状几乎完全消失。学习时也更能集中注意力了。

酸枣仁粥可以治疗焦虑、失眠，主要是因为酸枣仁之中含有酸枣仁皂苷，有镇静、安眠之功。曾经有医学家从酸枣仁里面提取酸枣仁皂苷和有镇静安神之功的"安神定智丸"作比较，发现单服酸枣仁皂苷的安眠镇静效果比安神定智丸的效果更好。

可能有人会问，酸枣仁为什么要捣碎？因为酸枣仁质地坚硬，种皮致密结实，捣成粉末才可以将酸枣仁皂苷成分充分释放出来。如果觉得酸枣仁放到粥中口感不好，可以用纱布裹住捣碎的酸枣仁，放到锅中和粥同煮，这样既不会影响口感，还能够充分发挥出酸枣仁粥的助眠、抗焦虑之功。

我们常见的安神、镇静类药物，如宁心安神口服液、静心口服液等，均含有酸枣仁皂苷成分。

抑郁，就吃玫瑰花烤羊心

症状：抑郁

便宜方：玫瑰花烤羊心：取鲜玫瑰花 50 克，羊心 50 克，食盐 5 克，先把鲜玫瑰花放到小锅中，放入食盐，煮 10 分钟左右，冷却；羊心清洗干净后切成 5 厘米长、3 厘米宽、1 厘米厚的块状，穿到烧烤的签子上面，一边烤一边蘸玫瑰盐水，烤至熟即可。

思春悲秋是常有之事，可如果因此而忧郁、情绪激动、多愁善感就要提高警惕了。因为此时体内可能会阴气偏盛，抑制阳气生发，若不及时调节，无法与自然界同步，促进人体阳气正常发散，就会诱发抑郁症或变得抑郁。

记得有一次，一位二十出头的女孩儿来诊所看病，女孩儿很漂亮，可却愁眉不展，仔细一问才得知，是与男友分手了，过程还没说完，就已经痛哭流涕。女孩儿说自从和男友分手之后，常常是精神抑郁，做什么都没了兴致，就连功课也落下了不少，考试门门擦边，差一点就挂科了。问我有没有什么解抑郁的良方。

我是过来人，对于女孩儿的这种情况，心情的调节很重要，只有精神愉悦，身体健康才能有保障，抑郁才能得到缓解。

当时正值春季，我建议女孩儿和好朋友们出去踏踏青、散散步，在游山玩水的过程中抒发情志，忘记以前的不快乐，一切从头开始。每天充实自己，多读书、写字，在忙碌之中忘记以前的痛苦，都有利于脱离抑郁。

其实，情绪抑郁也可以通过食疗的方法改善，我给她推荐了一款美味、消抑郁的药膳—玫瑰花烤羊心。

具体做法：取鲜玫瑰花 50 克，羊心 50 克，食盐 5 克，先把鲜玫瑰花放到小锅中，放入食盐，煮 10 分钟左右，冷却；羊心清洗干净后切成 5 厘米长、3 厘米宽、1 厘米厚的块状，穿到烧烤的签子上面，一边烤一边蘸玫瑰盐水，烤至熟即可。

从中医的角度上说，动物脏器为"血肉有情之品"，并且有"以脏补脏"的说法，所以吃羊心可补心血、调心情。

心和肝之间有着密切关系，肝藏血，而心行之，若心血不充盈，或心运行气血功能失调，则难以正常运行肝藏血之功，时间一久，就会导致肝气郁结，脾气变得暴躁，容易发怒。经常愁眉不展、发怒会影响气血运动，使得心血不旺。正是由于心和肝之间有着密切关系，因此，人们经常用"心肝"一词来形容自己的心爱、疼爱之人。

回去之后，女孩儿去了趟海边，看到大海的广阔之后心情豁然开朗，重回学校时努力填充自己，报了英语班培养口语能力，再加上饮食的调理，整个人看起来活泼、开朗多了，更加美丽而有魅力。

抑郁症，类型不同选方不同

症状：抑郁症

便宜方：

1.桂圆红枣粥：取适量桂圆、红枣、粳米一同放入锅中，加入适量清水熬粥。

2.羊汤面：取羊肉200克，面条150克，盐适量，小白菜适量。先将锅置于火上，倒入适量清水，水沸后下面条煮至熟，捞出，过凉；青菜用水焯一下；羊肉放到沸水锅中焯一下；把面条、青菜、羊肉、汤放入碗中，调入适量盐即可。

3.银耳百合糯米荆花粥：取水发银耳25克，百合100克，糯米100克，红枣5颗，将银耳、百合、红枣一同放入锅中，倒入适量清水熬粥，等到粥熟后调入荆花蜜，温食。

4.山楂陈皮粥：取山楂、陈皮、粳米各适量，一同放入锅中，倒入适量清水熬粥。

5.山萸桑葚粥：取适量粳米，淘洗干净后放到锅中，倒入适量清水，开大火煮沸，之后加入山萸肉、桑葚、麦冬、桂圆、代代花，转为小火继续煮半小时左右，调入适量盐即可。

如今，"郁闷"一词已经非常流行，其实这也在一定程度上反映了现代社会中年轻人的生活、心理状态。如今，已经有越来越多的人开始因为生活节奏的加速、生活压力的增大患上抑郁症。下面就来为大家介绍一下不同症型的患者适宜的药膳方：

一、心脾两虚型抑郁症

心脾两虚型抑郁症的主要表现为：失眠健忘，对周围事物丧失兴趣，容易受惊吓，常常莫名其妙地悲伤，不知何种原因哭泣，身体疲倦，浑身无力，面色淡白、发黄。对于此类患者，我常常会给他们推荐桂圆红枣粥。

具体做法：取适量桂圆、红枣、粳米一同放入锅中，加入适量清水熬粥。

此粥有健脾和胃、补血安神之功，而且烹调方法简单。

二、脾肾阳虚型抑郁症

脾肾阳虚型抑郁症的主要表现为：精神萎靡不振、情绪低落、喜静不喜动、怕冷、遇事易惊恐，同时会伴随失眠、面色苍白、食欲下降、便溏、舌头淡胖或两边有齿痕等。女性朋友会伴随着带下清稀。对于此类型的抑郁症患者，我常常会给他们推荐羊汤面。

具体做法：取羊肉200克，面条150克，盐适量，小白菜适量。先将锅置于火上，倒入适量清水，水沸后下面条煮至熟，捞出，过凉；青菜用水焯一下；羊肉放到沸水锅中焯一下；把面条、青菜、羊肉、汤放入碗中，调入适量盐即可。

此药膳可以在补脾益肾的同时温阳祛寒。

三、肝郁脾虚型抑郁症

人在心情郁闷时经常会伴随着失眠多梦、性生活冷淡，或胸闷、胁肋胀痛、消化不良、便秘等症。若患者是女性，还可能伴随着长斑、白带增多、乳房胀痛等症，出现上述症状，就可能是肝郁脾虚型抑郁症。

从中医的角度上说，此类抑郁症为肝气郁滞所致，容易出现在春季。对于此类患者，我通常会给他们推荐银耳百合糯米荆花粥。

具体做法：取水发银耳 25 克，百合 100 克，糯米 100 克，红枣 5 颗，将银耳、百合、红枣一同放入锅中，倒入适量清水熬粥，等到粥熟后调入荆花蜜，温食。

此药膳之中，银耳有滋阴除烦、润肺除燥、滋补肾阴之功；百合有安五脏、益神志、补心脾之功；荆花蜜有润肠通便之功。

四、气滞血淤型抑郁症

从中医的角度上说，气滞血淤、心脾两虚、阴虚火旺都可能会导致抑郁症，气滞血淤型抑郁症的特点为：情绪抑郁、心情烦躁、女性闭经、舌质暗紫或有淤点。对于此类抑郁症患者，我常常会向他们推荐玫瑰花茶，或是吃些山楂陈皮粥。

山楂陈皮粥的具体做法：取山楂、陈皮、粳米各适量，一同放入锅中，倒入适量清水熬粥。

玫瑰花有行气疏肝之功；山楂、陈皮有疏肝利胆、行气消食之功。

五、阴虚火旺型抑郁症

此类抑郁症患者的主要表现为：精神不宁、烦躁易怒，患者常常伴随着失眠、多梦、手脚心热、心烦、口干、咽干等症。对于此类抑郁症患者，我通常会给他们推荐山萸桑葚粥。

具体做法：取适量粳米，淘洗干净后放到锅中，倒入适量清水，开大火煮沸，之后加入山萸肉、桑葚、麦冬、桂圆、代代花，转为小火继续煮半小时左右，调入适量盐即可。

此粥有滋阴养肝、安神除烦、养血生津之功。

心中多烦恼，就喝百合莲枣甘草粥

症状：心中多烦恼

便宜方：

1. 百合莲枣甘草粥：干莲子 30 克、大枣 10 枚、甘草 5 克、干百合 20 克、米 50 克，将莲子、大枣放到温水里面浸泡半小时，甘草包裹到纱布里，把浸泡好的莲子和包裹着甘草的纱布一起放到锅中，倒入适量清水，煮至莲子半烂，取出包裹着甘草的纱包，再加大米、大枣，开大火煮沸，放入百合后转成小火煮烂即可，若想要增加口感，可调入少量冰糖。

2. 甘麦大枣汤：取甘草、红枣各 15 克，小麦 40 克，一同放入锅中，加两碗水煎至一碗水，每天服 1 碗，1 个星期为 1 疗程。

记得有一次，一位老人来我这里看病，老人说自己的心里空空的。仔细询问才知道，老人的儿子一直陪在自己身边，可今年却要出国留学了，要一年才能回家一次。虽然儿子出国留学是好事，可真的走了，老人的心里还是非常难受的。

　　整夜失眠不说，还有些精神恍惚、坐立不安，白天也非常痛苦，常常惊恐，讨厌听到噪声，如果是跟家人在一起心情还舒服一些，一旦自己一个人待着，就会言语模糊，神志不清，甚至小便失禁。

　　最开始以为只是无法接受现实，认为过段时间就会好过一些，可是儿子已经出国好几个月了，老人的精神状态还是没有什么改观，她问我有没什么方法可以帮她改善症状。

　　于是我给她开了个药膳方—百合莲枣甘草粥：干莲子 30 克、大枣 10 枚、甘草 5 克、干百合 20 克、米 50 克，将莲子、大枣放到温水里面浸泡半小时，甘草包裹到纱布里，把浸泡好的莲子和包裹着甘草的纱布一起放到锅中，倒入适量清水，煮至莲子半烂，取出包裹着甘草的纱包，再加大米、大枣，开大火煮沸，放入百合后转成小火煮烂即可，若想要增加口感，可调入少量冰糖。每天早晚分别吃一次，每半个月为一个疗程。

　　老人听完我的建议，回家之后就去准备材料，大概 2 个月后，老人前来复诊，说自己的症状已经好转了很多，我也看得出老人精神多了。

　　从心理学的角度上说，儿子的离开让老人一时间无法接受，那位老人已年近六十，处在过渡年龄，身体里的雌激素正逐渐减少，内分泌易紊乱。此时的女性难以适应外界的强烈刺激，易滋生各种负面情绪，难过的事若在此时发生，心中的悲伤太过强烈，就会患上抑郁症。

　　其实，这种心情是完全能被理解，很多抑郁症患者忌讳别人说自己生了病。因为在他们的眼中，抑郁症与精神病是同类病，患了抑郁症是件让人难堪的事。其实此病症为"脏躁病"，精神病是指严重的精神障碍，由此我们不难看出，抑郁症和精神病是两个完全不同的概念。治疗上，并一定非要选择抗抑郁药，完全可以用些简单的药膳来治疗。

"脏躁病"可直译成"脏腑躁动不安"。它最早记载于汉代医家张仲景的《金匮要略》。很多著名医学家都认为，"脏躁"是种以易哭泣、悲伤、烦躁、失眠、精神恍惚、心慌、胸闷等为主的精神类疾病。从现代医学的观点上看，脏躁并不是单一病症，它包括了抑郁症、更年期综合症、经前期紧张症、癔症等。所以那位老人出现的病症属于"脏躁"范畴。

除了百合莲枣甘草粥可以治疗抑郁症，甘麦大枣汤的疗效也是非常不错的。具体做法：取甘草、红枣各 15 克，小麦 40 克，一同放入锅中，加两碗水煎至一碗水，每天服 1 碗，1 个星期为 1 疗程。此药膳方之中，小麦有和肝气、养心气之功，可以调节心脏。小麦配合甘草，有补养心脾的功效，再配合性味甘温的大枣，有调和心、肝、脾三脏的功效。现代医学研究证明，甘麦大枣汤可以抑制大脑中枢兴奋性，有助眠、改善心烦气躁、镇静安神之功。换句话说，甘麦大枣汤有显著的镇静之功，对心烦、失眠等症状有非常不错的疗效。

我给那位老人推荐的药膳方实际上就是从甘麦大枣汤里面演化出来的，加用百合，有润肺清心、安神益气之功。此外，加用莲子，有养心安神的功效。